# 高齢者の嚥下障害診療メソッド ［改訂2版］

西山耕一郎 著
西山耳鼻咽喉科医院院長

中外医学社

# 推薦文

　嚥下障害とその対策は，わが国が直面している超高齢社会という現状において，耳鼻咽喉科医が避けて通ることのできない重要な問題である．口から食べるということは，生活の楽しみの一つであると同時に，健康の維持に不可欠であり，とくに高齢者では食事が生活上の大きなイベントともなる．しかし，いろいろな原因によって飲み込むという動作が円滑にできず，嚥下障害をきたして医療機関を訪れる例が少なくない．その場合，個々の症例について嚥下障害の状態を正しく評価し，的確な対策を立てる必要があるが，そのためにはチーム・アプローチが望ましく，しかも耳鼻咽喉科医はその中核を担うことを求められている．

　本書は，具体的な症例を中心に，高齢者の嚥下障害の実態，的確な評価方法，さらにはリハビリテーションを主体とした嚥下障害の対策を詳細に記述した極めて実践的な解説書であり，耳鼻咽喉科医にとって必携の好著である．著者の西山耕一郎博士は自らの診療所において地域医療を推進する中で，多くの嚥下障害症例を経験し，その対策に積極的に取り組んでいる第一線の耳鼻咽喉科医である．西山博士はこれまで学会などの場で自らの経験に基づいた多くの発表を行ってこられたが，本書はその集大成ともいえるものである．本書が嚥下障害に直面する多くの耳鼻咽喉科医に熟読され，日々の臨床に活用されることを切望し，推薦するものである．

東京大学名誉教授　廣瀬　肇

# 序文

　嚥下障害は，全身疾患の成れの果て，多因子疾患，全身状態が大きく左右し，誤嚥性肺炎とのせめぎあいなどと言われ，生死にかかわります．これに対して，口腔ケアで完全に防げる，パタカ発声は嚥下訓練，アイスマッサージで良くなる，栄養管理だけで良くなる，開口訓練や舌の体操で良くなる等々，色々な意見があります．いずれもそれなりに必要でエビデンスもありますが，実際に個々の患者さんに本当にこの治療法が必要か？　有効なのか？　日々，疑問に思うことの繰り返しです．

　医療者は，患者さんに適正な医療を行う義務があると思います．「自分ならどうして欲しい」，「自分の親ならどうしたい」を常に感じながら，医療をして欲しいと思います．多くの医療者は，患者さんを治して感謝されるのを生きがいに仕事をしていると思います．

　日本人は，「人から感謝されるのが好きな人種」だと，最近しみじみ思います．「稼ぎ3割，仕事7割，人のためにおせっかいを焼いて，感謝して助け合ってきた」のが日本人のアイデンティティ（自己の存在証明）だそうです．患者さんの診察をしながら，話を聞きながら，喜んでもらい，楽しく患者さんと，楽しくスタッフの仲間と，わくわくしながら，機微を感じながらお仕事ができるのは最高に幸せだと思う，今日この頃です．


　2016年12月

西山耕一郎

# 目　次

**1** はじめに …………………………………………………………………… 1

**2** 誤嚥とはどのような状態か？ …………………………………… 3

**3** 誤嚥例の症状 …………………………………………………………… 4

　　**症例 1** 慢性の風邪と診断されていた男性　　7

**4** 嚥下のメカニズム ………………………………………………… 8

**5** 誤嚥する原因は？ ………………………………………………… 11

**6** 嚥下障害の診断法 ………………………………………………… 16

**7** 誤嚥（嚥下）性肺炎の病態別原因 ……………………… 20

　食物誤嚥性肺炎　唾液誤嚥性肺炎　胃食道逆流性肺炎

　　**症例 2** 食物誤嚥による嚥下障害例　　22

　　**症例 3** 唾液誤嚥による嚥下障害例　　23

　　**症例 4** 逆流誤嚥による嚥下障害例　　24

　　**症例 5** 経管栄養剤が逆流して誤嚥していた症例　　25

**8** 嚥下障害の診断と治療の手順 ………………………………… 27

**9** スクリーニング嚥下機能検査 ………………………………… 29

　反復唾液嚥下テスト（RSST）　改訂水飲みテスト

　食物テスト　頸部聴診法　血中酸素飽和度モニター

**10** 画像嚥下機能検査 ………………………………………………… 32

　嚥下造影検査（VF）　嚥下内視鏡検査（VE）

**11** 嚥下機能低下例への具体的対処法①
軽症例（兵頭スコア 0〜4 or 5 点の症例）の対応法 …… 43

　　**症例 6**　軽症の嚥下障害　　48

　嚥下機能評価フローチャート ……………………………… 50

**12** 嚥下機能低下例への具体的対処法②
中等症例（兵頭スコア 5〜8 点の症例）の対応法 ……… 51

　　**症例 7**　中等症の嚥下障害 ①　　58

　　**症例 8**　中等症の嚥下障害 ②　　61

　　**症例 9**　中等症の嚥下障害 ③　　63

　　**症例 10**　中等症の嚥下障害 ④　　65

**13** ムセた時，窒息時の対応法 ……………………………… 67

**14** 咀嚼による自由嚥下（プロセスモデル）……………… 69

**15** 嚥下機能低下例への具体的対処法③
重症例（兵頭スコア 8 or 9 点以上の症例）の対応法 …… 70

　　**症例 11**　重症の嚥下障害　　73

**16** 高齢者の胃瘻（PEG）について ………………………… 78

　　**症例 12**　高齢者で経口摂取を続けている症例　　79

**17** 経管栄養剤による下痢 …………………………………… 80

**18** 摂食・嚥下リハビリにかかわる職種差 ………………… 82

**19** 多職種連携 ………………………………………………… 83

　　**症例 13**　多職種連携が有効であった症例　　85

　　**症例 14**　嚥下機能が自然に軽快していた症例　　86

**20** 嘔吐への対応 ……………………………………………… 88

**21** 認知症による食べムラの対処 ………………………………… 89

**症例 15** 認知症による食事拒否例 ①　　89

**症例 16** 認知症による食事拒否例 ②　　90

**22** 嚥下障害の具体的対応法 …………………………………… 93

嚥下障害の診療の進め方　高齢者の嚥下障害例の栄養と肺炎管理について　嚥下障害の具体的な対応法

**23** 嚥下機能改善手術と音声機能改善手術の適応は？ …… 102

**症例 17** 嚥下機能改善手術症例　　104

**症例 18** 音声・嚥下機能改善手術症例 ①　　105

**症例 19** 音声・嚥下機能改善手術症例 ②　　106

**24** 誤嚥防止手術の適応は？ …………………………………… 107

**症例 20** 誤嚥防止術症例　　108

**25** 気管切開の対応 ……………………………………………… 109

**症例 21** 切開孔後の嚥下障害例　　115

**26** 著者からのお願い

「耳鼻咽喉科医師を嚥下チームに参加させてほしい理由」… 116

**症例 22** 鼻閉症例　　118

**27** まとめ ………………………………………………………… 119

**28** あとがき―飲み込みをよくするには― ………………… 121

誤嚥防止の 10 カ条 ………………………………………… 124

嚥下指導と嚥下指導訓練指示書 ………………………… 126

文　献 ………………………………………………………… 128

索　引 ………………………………………………………… 131

## コラム

困った受診形態 ……………………………………………………… 25

胃瘻・経鼻チューブの回避 ……………………………………… 38

フードテスト ………………………………………………………… 38

一口量は少なめに：3mL と言われていますが ……………… 42

錠剤が飲みにくい患者さんの対応法 ………………………… 49

トロミ剤の使い方 ………………………………………………… 54

キザミ食は高齢者の食事か？ ………………………………… 57

介護家族が嚥下食の調理法に疎い場合は？ ……………… 60

呼吸機能と嚥下障害 ……………………………………………… 64

食物の嚥下しやすさの要因 …………………………………… 66

家族からの多い質問 ① ………………………………………… 66

食べれば元気になる？　元気になれば食べられる？ ……… 68

咀嚼嚥下について ………………………………………………… 69

嚥下障害は肺炎とのせめぎ合い ……………………………… 69

一側嚥下（側臥位＋頸部回旋） ……………………………… 74

不顕性誤嚥（ムセのない誤嚥：silent aspiration） …………… 74

嚥下機能と呼吸機能と体力の関係 …………………………… 75

困ったリハビリテーション依頼 ………………………………… 75

誤嚥性肺炎の治療は，必ず禁食が必要か？ ……………… 76

誤嚥に対する対処法 ……………………………………………… 77

ある家族からのコメント ………………………………………… 79

家族からの多い質問 ② ………………………………………… 81

老々介護で近くに親類がいない場合は？ …………………… 81

歯科依頼する症例 ………………………………………………… 82

困った内視鏡検査の売り込み ………………………………… 83

定期的な嚥下機能評価は必要！ ……………………………… 87

リフィーディング症候群（過栄養症候群） …………………… 87

認知症で着色水を飲んでくれない時 ………………………… 92

薬剤性嚥下障害 …………………………………………………… 103

地域における活動 ………………………………………………… 120

# 1 はじめに

　日本は超高齢社会になり**在宅嚥下障害例**が増加し，医療者と介護者は**嚥下障害**の対応から避けて通れない所まできています．75歳以上の約3割に誤嚥を認めたという報告があります[1]．嚥下機能が低下すると液体や食物などを誤嚥し，それが肺に入り**誤嚥（嚥下）性肺炎**を発症します（"水"に代表される**液体**は，咽頭を通過するスピードが速いので一番誤嚥を起こしやすい）．寝ている間に口腔内の唾液を誤嚥する場合や，胃の内容物が**逆流**し，これを誤嚥して肺炎を発症する場合もあります．餅を代表とする食べにくい食物を詰まらせる問題（**窒息事故**）も生じます．**認知症**があると口腔内に貯め込みや丸呑みをするので，誤嚥や窒息を起こしやすくなります．嚥下障害を考える場合の最優先事項は**誤嚥性肺炎**です．85歳以上の高齢者の肺炎による死亡率は若年成人の1,000倍以上であり，90歳以上の男性では死因の第1位です．高齢者の誤嚥性肺炎の特徴は症状が乏しいので，発見が遅れ気味で，繰り返すことも多く，完治は難しいのですが，正しい嚥下指導・嚥下訓練（リハビリテーション）を行えば，口から食べるのを続けられる症例をしばしば経験します[2]．しかしながら医療者および介護関係者の一部は，正しい嚥下障害の講義を受けていません．誤嚥＝肺炎＝禁食＝経管栄養＝胃瘻は**誤り**です[3]．またマスコミなどが，医学的観点を無視した治療法を伝えるために，臨床の現場で混乱をきたしています．

　"嚥下障害は**口腔期**が主体……"との誤解より，口腔ケアや，舌へのアイスマッサージや，舌の体操等，口腔機能の改善のみを主体とした取り組みが少なくありません．「パ」「タ」「カ」などを言わせる構音訓練などの画一的な嚥下リハビリテーションも見かけます．口腔ケアは口腔内の環境改善には必須の有効な処置で，口腔期を中心にすばらしい効果を認め，**唾液誤嚥**による誤嚥性肺炎の発生率低下や口腔知覚の改善とい

う観点では効果的である反面，咽頭期嚥下障害の根本的な解決にはつながりません．嚥下障害は**咽頭期が原因であることが多く**，**喉頭挙上，喉頭閉鎖，食道入口部の開大**（輪状咽頭筋の弛緩）には対応していません．「パ」「タ」「カ」などを言わせるのは構音器官の訓練であり，必ずしも嚥下障害の訓練に直結するものではありません[4]．嚥下障害の原因は，脳外科領域・耳鼻咽喉科領域・神経内科領域・消化器科領域，呼吸器内科領域など，多岐にわたります．嚥下障害における優先事項である**肺炎の治療，栄養管理，悪性腫瘍**の除外診断など，全身に対する側面は必要です．間違った対応をすると，肺炎になり死亡する場合もあります．本書は社会的な事情も考慮し，エビデンスのある医学的観点から嚥下障害の解説を行いました．少しでも一般診療所，高齢者施設，介護所などでの嚥下障害診療の手助けになれば幸いです．

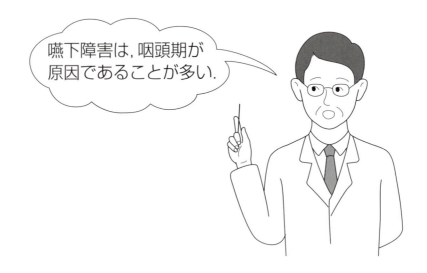

## 2 誤嚥とはどのような状態か？

　食物や液体が，気管内に侵入することを**誤嚥**といいます（図1）．喉頭蓋の内側で，声帯の上まで侵入することを**喉頭流入（喉頭侵入）**といいます．肺の中に入っても，咳で出せれば問題ないのですが，出せないと肺で炎症を起こすので肺炎の原因になります．この肺炎を**嚥下性肺炎**，または**誤嚥性肺炎**といいます．

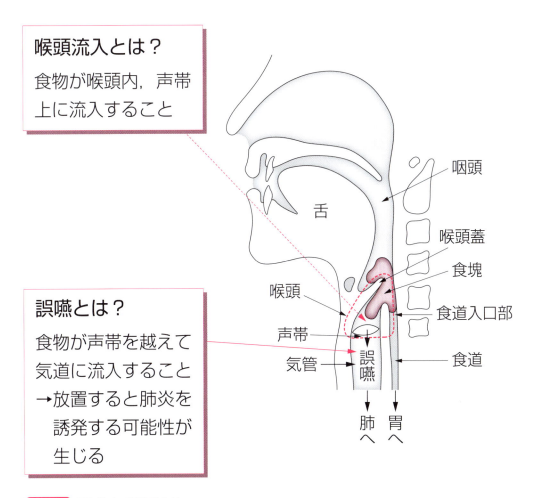

**喉頭流入とは？**
食物が喉頭内，声帯上に流入すること

**誤嚥とは？**
食物が声帯を越えて気道に流入すること
→放置すると肺炎を誘発する可能性が生じる

図1　誤嚥と喉頭流入

## 3 誤嚥例の症状

　一般外来を受診する誤嚥症例は，どのような症状で受診しているのでしょうか．一般的には"食事中のムセ"，"食事中の咳"，"食事中に声が変わる（湿性嗄声）"，"食後に痰が増える"，"食事をするたびに熱が出る"，"微熱を繰り返す"，"食事で疲れる"，"水ものを嫌う"，"口腔内が汚い"などが主な症状とされています（表1）．

### 表1　誤嚥を疑う症状

- **食事中のムセ**：ただし知覚障害があるとムセない
  （ムセのない誤嚥は不顕性誤嚥と呼ばれ，誤嚥全体の30〜70%を占めています）
- **食事中の咳払い**：湿性嗄声
- **食事後に痰が増える**
- **食事摂取に関連した発熱**
- **錠剤が飲みにくい**
- **食事内容の変化**：お茶や汁物を飲まなくなった
- **発熱（肺炎）を繰り返す**
- **食事量が同じで体重が減少する**

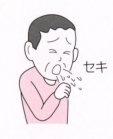
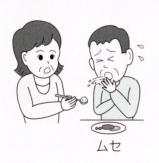
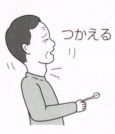
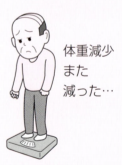

ところがわれわれの検討では，歯が悪くないにもかかわらず"食事時間が30分以上に延長する"，"嚥下時に頸部を前屈させる"，誤嚥により気管支炎や軽い肺炎を起こして"痰がのどにからむ"，痰がからんで"のどに違和感がある"などの症状のオッズ比が高い値を示しました (表2)[5]．

食事中に"ムセ"ていれば誤嚥があるとわかりますが，高齢者は喉頭知覚が低下しているのでムセを認めません．このような誤嚥を**不顕性誤嚥** (silent aspiration) とよび，その頻度は誤嚥全体の30〜70％ともいわれています．食事中に誤嚥して声が変わるのは，誤嚥した食物などや気道分泌物が声帯に付着すると，声帯振動を阻害するためです (図2)．この嗄声は，**湿性嗄声** (wet hoarseness) とよばれています．また，不顕性誤嚥を繰り返している症例では，本来食物は衛生的ですが気道内では異物反応を起こすので慢性の気道炎症準備状態を生じます．そのため食物を誤嚥すると容易に気道に炎症を起こして，**食事後に痰が増える**症例や，食事中に痰が増えて食事ができなくなる症例を経験します．

## 表2 誤嚥群の影響度の高い症状

- 食事時間の延長 　　　（オッズ比： 255.5）
- 嚥下時に頸部前屈 　　（オッズ比： 146.3）
- 痰がのどにからむ 　　（オッズ比： 39.7）
- のどに違和感がある 　（オッズ比： 16.7）
- 痰が増えた 　　　　　（オッズ比： 5.1）
- 食事中にムセる 　　　（オッズ比： 4.2）
- 食事中に咳が出る 　　（オッズ比： 0.4）
- 口腔内が汚い 　　　　（オッズ比： 0.2）

(西山耕一郎, 他. 日耳鼻. 2010; 113: 542-8)

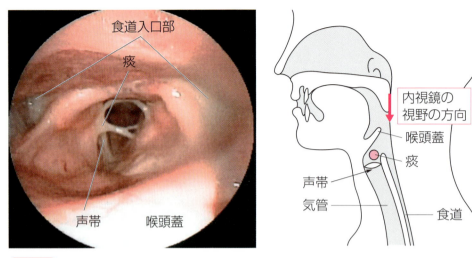

**図2** 湿性嗄声

声帯に食物や気道分泌物が付着すると声帯振動が阻害され，湿声の嗄声を生じる．

　1回の誤嚥で肺炎を発症する場合もありますが，衛生的な食物でも少しずつ誤嚥を繰り返すと，慢性の炎症を生じるので，"微熱を繰り返す"ことは**顕性肺炎**の前段階であり，不顕性の気管支炎や肺炎を繰り返して少しずつ体力を消耗すると，**食事量が同じでも体重が減少し**[1]，やがて数カ月から1〜2年後に体力が落ちて**顕性肺炎**を発症する場合も散見します．

　これらの症状で内科外来や耳鼻咽喉科外来を受診している症例は，意外に多いと実感します．また食事量が同じでも，誤嚥での**不顕性肺炎**により体力を消耗し，**体重が減少**してくる症例も散見します．

## 症例 1 慢性の風邪と診断されていた男性

**症　例**：75歳，男性

**主　訴**：咳が続く．食事量が同じでも体重が減少する．

**今までの経過**：2年間，風邪が治らず咳と痰が続き，近医にて風邪薬や抗菌薬を処方されてもよくならないと，当院を受診しました．

**初診時所見**：嚥下内視鏡検査にて嚥下機能を評価すると，嚥下機能低下を認め，液体の誤嚥を認めました．嚥下機能低下により液体などにて誤嚥を生じて，不顕性の気管支炎を発症していると診断しました．

**治　療**：液体内服時には，薄いトロミ程度になるように**トロミ剤（増粘剤）**を使用することを指示し，**嚥下指導**（43ページ）として，頸部前屈嚥下，一口量は少なめに，ムセたら十分に咳をして出すことなどを指導しました．

**その後の経過**：食後の痰と咳の増加は消失し，2年間服用していた風邪薬が不要になり，体重も増加してきました．

**まとめ**
誤嚥で必ず肺炎を発症するとは限りません（誤嚥≠肺炎）．慢性の風邪と思われていた症例の中に，嚥下障害による気管支炎が含まれています．

## 4 嚥下のメカニズム

　嚥下運動は，口腔期・咽頭期・食道期に分類されています（図3）．多くの嚥下障害は**咽頭期**が主因ですが，すべての期が関連します．嚥下運動に先立って摂食が起こりますが，摂食は認知期と咀嚼期に分けられます．最近増えているのは，高齢者認知症による食事拒否による認知期の障害です．誤嚥を防ぐためには，咽頭期に喉頭がタイミングよく前上方に約20～30mm挙上し[6]，喉頭蓋が倒れて披裂部に密着して喉頭を閉鎖し，声帯と仮声帯も閉鎖し，軟口蓋が挙上し咽頭が収縮して嚥下圧がかかって，食道入口がタイミングよく0.5秒間開く[7]ことが重要です（図4）．

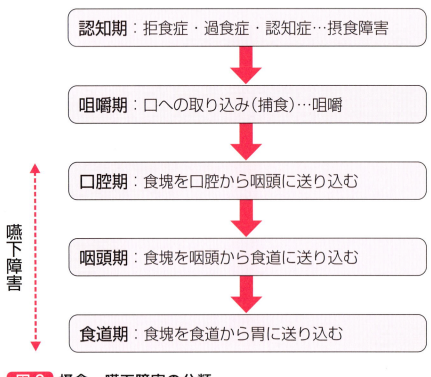

**図3** 摂食・嚥下障害の分類

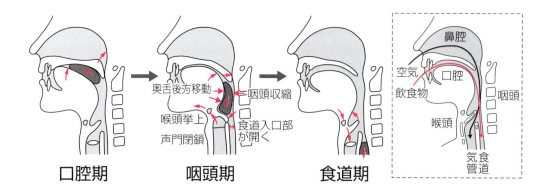

口腔期：舌が口蓋前方に押しつけられて，食塊を咽頭に向けて絞り出す

咽頭期：鼻咽腔が閉鎖し，舌骨と喉頭が前上方に移動して喉頭蓋が倒れて喉頭を閉鎖して誤嚥を防ぎ，輪状咽頭筋が弛緩して食道入口部が開く

食道期：食道入口部から蠕動運動にて胃へ運ばれる

**図4** 嚥下運動

誤嚥を防ぐには→喉頭前上方挙上＆喉頭収縮＆輪状咽頭筋弛緩．

喉頭は約30mm挙上し，嚥下運動時間は0.8秒間です（古川浩三, 1984[6])．

食道入口部が開く時間は0.5秒間です（吉田哲二, 1979[7])．

（肥塚　泉，編．すぐに役立つ外来耳鼻科診療のコツ，東京：全日本病院出版会；2008. p.166）

　正常の嚥下運動は，約0.8秒間で終了します．誤嚥を防ぐためには，①声帯が閉鎖，②仮声帯が閉鎖，③喉頭蓋が倒れて喉頭を閉鎖して，下気道（肺）の防御を確実に行います（図5, 6）．また，嚥下運動が終了した後は，喉頭が下降して呼吸路が再開通して気道を確保する必要があります．

---

嚥下のメカニズムは，「鳥居薬品株式会社のホームページ」→「医療関係者の皆様」→「はい」→「レミッチ」→「動画で学ぶ嚥下障害」https://www.remitch.jp/od/movie03.html で嚥下運動のアニメの動画をぜひともご覧ください．

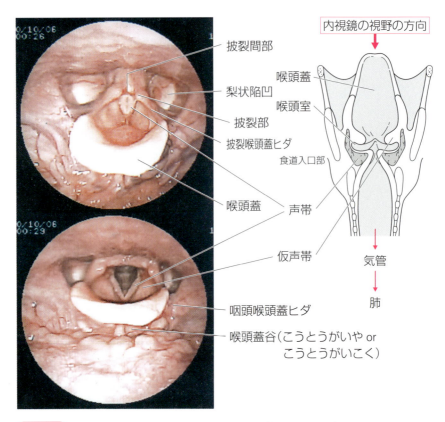

**図5** 内視鏡喉頭像と喉頭前断面（後方から）

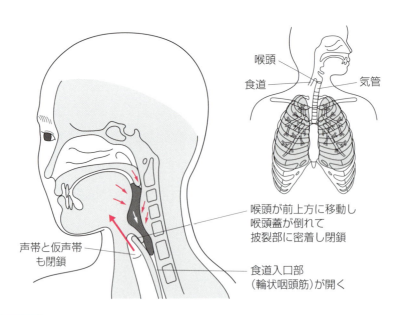

**図6** 嚥下運動と喉頭と気管と肺の関係

（藤島一郎, 他. 口から食べる―嚥下障害 Q&A. 中央法規出版; 2011）

## 5　誤嚥する原因は？

高齢になれば歩くのが遅くなるように，嚥下運動も遅くなり，喉頭閉鎖のタイミングが遅くなり，誤嚥のリスクが増大します．体力低下や廃用症候群などによっても嚥下運動が遅くなり，誤嚥のリスクが増大します（図7）．

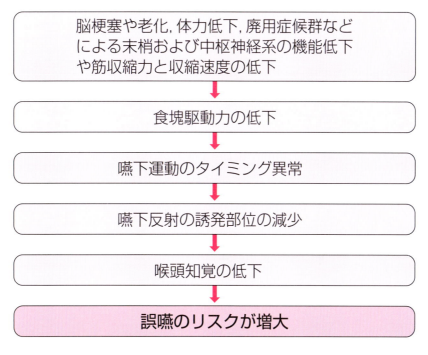

**図7　誤嚥の原因**
脳梗塞，老化，体力低下，廃用など多彩です．

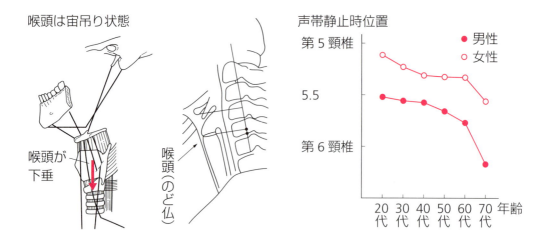

**図8** 加齢で喉頭の位置が下垂

70代になると急に喉頭の位置が下がる．誤嚥のリスクが増える．
（設楽哲也．耳鼻咽喉科領域における年齢変化．東京: 世紀社出版．1980．
古川浩三．日耳鼻．1984; 84: 169-81）

　また喉頭は筋肉や腱組織により宙吊り状態にあるので，加齢によって喉頭の位置が下垂し（喉頭下垂）（図8），喉頭蓋の閉鎖が悪くなり誤嚥のリスクが増大します（図9）．この所見は，特に70歳以上に認められます．

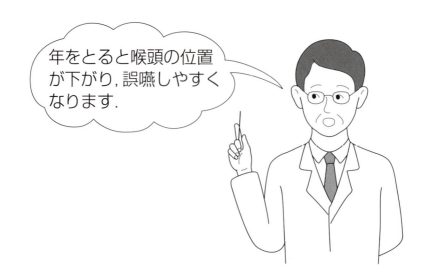

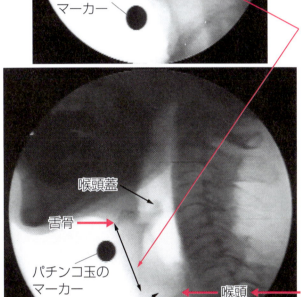

**図9** 若年者と高齢者の安静時の喉頭側面X線像での比較

若年者（上図）に比べて高齢者（下図）では，喉頭が下垂して舌骨と喉頭の間隔が開大しており，そのために喉頭が前上方に移動して喉頭蓋が反転して（倒れて）も披裂部に密着しにくくなり，結果として喉頭閉鎖が甘くなり誤嚥のリスクが増大します．

（古川浩三. 日耳鼻. 1984; 87: 169-81.
西山耕一郎. JOHNS. 2012; 28: 1828-32）

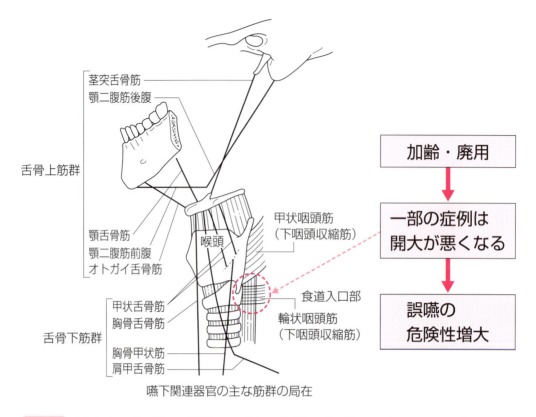

嚥下関連器官の主な筋群の局在

**図10** 脳卒中，加齢，廃用で一部の症例は食道入口部の開きが悪くなり誤嚥の危険性が増える

　さらに気管切開や廃用などにより喉頭挙上運動が妨げられて，誤嚥を生じる場合もあります．食道入口部の開きが悪くなり（食道入口部開大不全），誤嚥を生じる場合もあります（図10）．

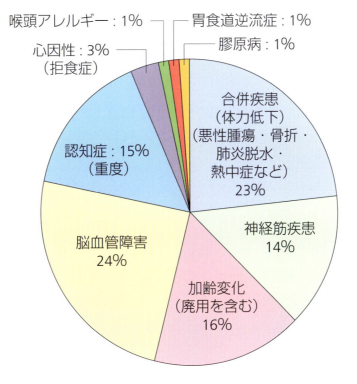

**図11 嚥下障害例の原因疾患**（n=92）
嚥下障害の病態は多岐にわたる全身病なので
豊富な医学的知識が必要です．
(西山耕一郎．嚥下医学．2012; 1: 68-76)

　嚥下障害の原因疾患は多岐にわたります．一般的には脳血管障害が最多であるといわれていますが全体の約1/4程度であり，嚥下機能とは直接関係のない合併症による体力低下も約1/4程度で，加齢変化（老衰・廃用），神経筋疾患，認知症，心因性，膠原病などもあり[7]，嚥下障害の病態は多岐にわたる**全身病**なので，診断には豊富な医学的知識と経験を要します（図11）[8]．また高齢者は予備能がないので，1つの増悪因子で簡単に嚥下障害を発症します．つまり嚥下障害は，摂食・嚥下のすべての期と**全身状態**が関係し，**誤嚥性肺炎**や**栄養障害**など生死にかかわるので，その管理は医師が行う必要があります．

## 6 嚥下障害の診断法

　**食事中にムセ**があれば誤嚥を疑いますが，**ムセがない**場合も多く，誤嚥例の30〜70％にムセを認めないともいわれています．このような症例を**不顕性誤嚥例**とよびます．"水を飲むと咳が出る"，"食後に痰がのどにからむ"，"食後に痰が増える"，"食事が原因で黄色い痰が増えたり熱発する"などの症状が出ます（4ページ，表1）．高齢者の肺炎は**所見に乏しく**，熱発せず，白血球は上昇せずに核の左方移動のみで，CRPは遅れて上昇し，胸部X線上は脱水があると陰影が出現しにくい特徴があります．嚥下機能評価法として水を飲んでもらい"**ムセ**の状況で誤嚥を診断する"方法（改定水飲みテスト）もありますが，正確に診断するには，**嚥下造影検査（VF）**（図12）や，**嚥下内視鏡検査（VE）**[9]（図13）が必要となります．

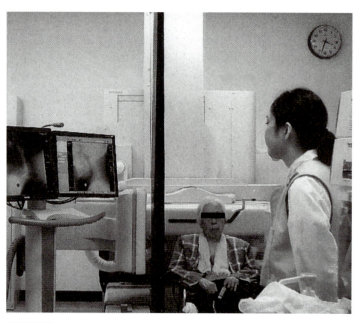

**図12** 嚥下造影検査（VF）

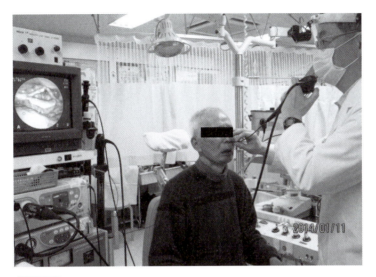

**図13** 嚥下内視鏡検査（VE）
患者さんの前面に立ち，右手は顔に固定し，左手の中指・薬指・小指で内視鏡を固定し，親指でアングルを調整し，内視鏡が鼻から出ている部分は極力曲げずに真っすぐにします．

　頸部を聴診して誤嚥を診断するスクリーニング方法もありますが，確実な診断は難しいと考えます．嚥下機能が低下すれば誤嚥を生じ，**誤嚥を繰り返していると気管支炎や不顕性肺炎**，さらに進行すると**顕性肺炎**を発症してきます．嚥下障害例の53％が**誤嚥性気管支炎**を発症し，23％が**誤嚥性肺炎**を発症して抗菌薬の外来投与が必要で，さらに4％は入院が必要なほどの重症な肺炎であり，**窒息**を1％に認めたとの報告があります．できれば肺炎が重症となり入院が必要となる前に，早期に診断して治療を開始すべきです．また**栄養障害**（飢餓状態；BMIが16.5未満）にて，積極的な栄養管理を要した症例も8％に認められています（表3)[8]．この群には認められませんでしたが，嚥下障害例の中には**悪性腫瘍**や**神経筋疾患**が必ず含まれています．

**表3** 嚥下障害紹介受診例（92例：重複あり）

| | |
|---|---|
| 誤嚥性気管支炎を発症　　　　　　　　　　　　　　：49例（53%） | |
| 　（去痰薬と気管支拡張薬の投与） | |
| 誤嚥性肺炎を発症 | |
| 　抗菌薬を外来投与　　　　　　　　　　　　　　　：21例（23%） | |
| 　そのまま緊急入院となった　　　　　　　　　　　：　4例（4%） | |
| 気道異物⇒窒息（パイナップル）　　　　　　　　　　：　1例（1%） | |
| 低栄養（飢餓）にて積極的な栄養管理を要した：7例（8%） | |
| 　（−15kg以上・BMI 16.5未満） | |

（西山耕一郎. 嚥下医学. 2012; 1: 68-76）

　嚥下障害における優先事項は，① 即死因となる**窒息**と**肺炎**の治療，② ゆっくり死因となる**栄養障害**に対する栄養管理，③ あとから死因となる**悪性腫瘍**（がん）と**神経筋疾患**の除外診断が必要です（図14）．

　誤嚥により肺炎を発症しますが，誤嚥には**食物誤嚥**と**唾液誤嚥**と**逆流誤嚥**[10]があります．それぞれの誤嚥性肺炎の病態を次の項目で詳しく説明します．

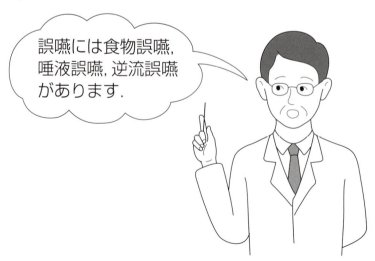

- 即死因となる窒息と肺炎の治療

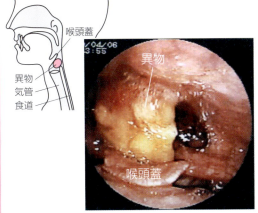
パイナップル気道閉塞

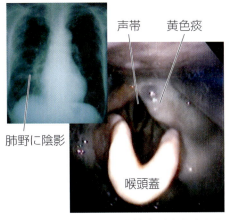
声門下から黄色膿性痰が喀出される

- ゆっくり死因となる栄養障害（飢餓状態）

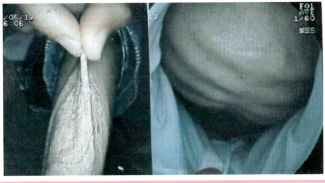

- あとから死因となる悪性腫瘍（がん）や神経筋疾患の除外診断

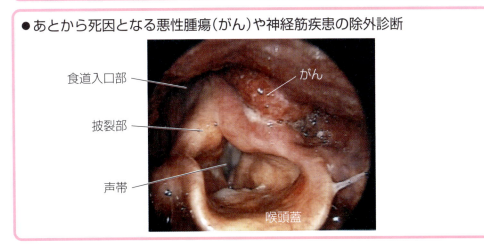

図14 嚥下障害における優先事項

## 7 誤嚥（嚥下）性肺炎の病態別原因

　誤嚥（嚥下）性肺炎の病態別原因は，大きく分けて3種類に分類されます[10]（表4）．

### 表4 誤嚥（嚥下）性肺炎の原因

①**食物誤嚥**（昼間）
- 食事が原因，禁食で肺炎は改善
- 食形態の変更・嚥下リハビリテーションが有効
- 口腔ケアの直接的な効果は乏しい

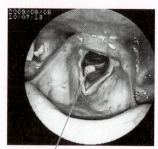
ごはん粒の誤嚥

②**唾液誤嚥**（夜間，体力低下で昼間）
- 体力低下．禁食は無効⇒原疾患の改善が有効
- 口腔ケアはある程度は有効だが限界あり

③**胃食道逆流誤嚥**
- 食後すぐ横にならない，30度仰臥位

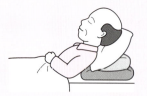
夜中に酸っぱいものが上がってきたり症状が出やすい人は寝るときに上半身を高くする

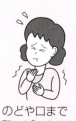
のどや口まで酸っぱいものが上がってくる

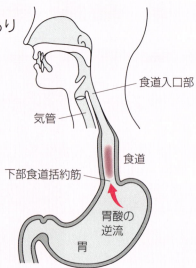

（西山耕一郎. JOHNS. 2009; 25: 1189-92）

## 1 食物誤嚥性肺炎

　**食事を誤嚥**することが原因で肺炎を発症します．対症療法として禁食で肺炎は改善しますが，根本的な治療法ではありません．食形態の変更やリハビリテーションが有効です．口腔ケアの直接的な効果は乏しいのですが，意識を覚醒させるという意味では有効です．

## 2 唾液誤嚥性肺炎

　夜間睡眠中に**無意識に唾液を誤嚥**して肺炎を発症します．体力低下例では，意識が覚醒している昼間でも起きます．治療として禁食は無効で，体力を低下させている原疾患の改善が有効です．口腔ケアはある程度は有効ですが，限界があります．

## 3 胃食道逆流性肺炎

　夜間睡眠中に胃内にある**食物などが逆流して誤嚥**し肺炎を発症する場合です．**胃食道逆流症（GERD）**による肺炎です．診断が難しく，多くは臨床所見から診断します．基本的な症状は"胸やけ"ですが"胃の上の方がつかえる，チクチクする"，"胃酸が戻ってくる（呑酸がある）"などの症状を訴えます．予防法としては，食後はすぐに横にならない，睡眠時は上半身30度仰臥位が有効です．

> **ポイント**
>
> 誤嚥性肺炎の原因は，食物誤嚥，唾液誤嚥，胃食道逆流誤嚥があり，症例によってそれぞれの原因比率は異なります．

## 症例 2 食物誤嚥による嚥下障害例

**症　例**： 89歳，男性．

**主　訴**： **食事後に痰と咳が出る．**

**受診前の経過**： 1年前に肺炎の罹患．1年間で体重が4kg減少していました．

**初診時所見**： 体温： 36.6℃．嚥下内視鏡検査（VE）をすると，嚥下反射の惹起遅延が著明で，**声門下にごはん粒**を確認でき，米飯の明らかな**誤嚥**を確認できました（図15）．さらに液体で誤嚥を認め，咳で声門下から白色調の痰が喀出されました．

**治　療**： 米飯と液体で，時々誤嚥をしていると診断し，一口量を少なめに，複数回嚥下，一口ごとに咳をするように**嚥下指導**（43ページ）をしました．常食から全粥に変更し，液体がフレンチドレッシング程度になるようトロミ剤の使用を指示しました．

**その後の経過**： 食後の咳と痰は消失し，1カ月後には体重が増加してきました．

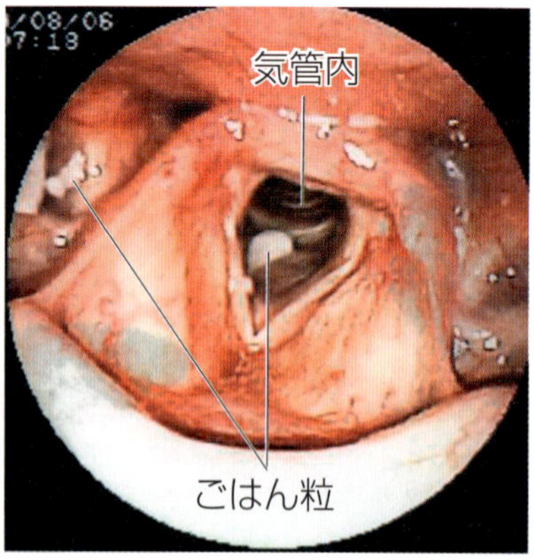

**図 15** ごはん粒の誤嚥例

**まとめ**

食物を誤嚥しても，すぐには肺炎を発症しません．少量の食物誤嚥を繰り返すと，少しずつ体重が減少してきますが，嚥下指導で改善できます．

## 症例 3 唾液誤嚥による嚥下障害例

**症　例**: 80 歳，男性.

**主　訴**: **夜間の咳.**

**受診前の経過**: 腰部脊椎管狭窄症術後に長期間入院し，体重減少，杖歩行. 肺炎を繰り返していました.

**初診時所見**: 内視鏡検査で観察していると，嚥下運動がない時に下咽頭に貯留した**唾液が披裂間部から声門下に流れ落ちて**いました. 長期入院による体力低下による唾液誤嚥と診断しました.

### まとめ

**体力が低下した症例は，嚥下機能が低下して唾液誤嚥を起こして肺に炎症を生じます. 体力が回復すると，唾液誤嚥は改善します.**

| 症例 4 | **逆流誤嚥による嚥下障害例** |

症　例：86歳，女性．

主　訴：横になると咳が出る．

受診前の経過：食後にすぐに横になる癖があり，胸焼け，ゲップ，呑酸感を自覚していました．

初診時所見：自覚症状より，胃食道逆流症により**逆流物を誤嚥**して咳が出ると診断しました．

治　療：食後2時間の座位保持と，夜間入眠時の30度仰臥位を指示しました．夜間の咳が消失し，よく眠れるようになりました．

夜中に酸っぱいものが上がってきたり症状が出やすい人は寝るときに上半身を高くする

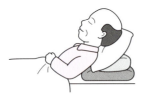

のどや口まで酸っぱいものが上がってくる

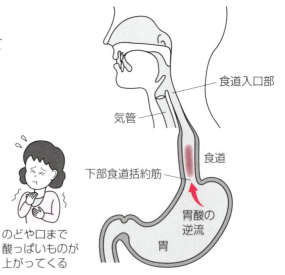

まとめ **胃食道逆流症にて，肺に炎症を起こす場合があります．**

## 症例 5　経管栄養剤が逆流して誤嚥していた症例

症　例：85歳，男性．

主　訴：経管栄養剤を注入すると熱が出る．

受診前の経過：脳梗塞後に嚥下障害を発症し，口から食べられないために経鼻胃管を挿入しました．白湯から始まりましたが，経管栄養剤を注入するたびに体温が38℃まで上昇します．胃食道逆流症による肺炎を疑い，経管栄養剤にイチゴフレーバーを混ぜて注入し，口臭を嗅ぐとイチゴの臭いがして胃食道逆流症と診断しました．経管栄養剤を半固形化にすると，胃食道逆流が抑えられ発熱しなくなりました．

**まとめ**　経管栄養による胃食道逆流を疑った場合は，イチゴフレーバー法と，半固形化，ミキサー食が有効です．

## コラム　困った受診形態

　80歳以上の老夫婦のみで受診し，**若い親族が同席しない**のは本当に困ります．主治医の紹介状なしの突然受診も困ります．主治医の紹介状は必須です．**既往歴**から嚥下障害の原因が診断でき，経口摂取につながる場合があるからです．しかしながら，紹介状の内容が「嚥下障害です．よろしくお願いします」だけで，既往歴が何も書いていない場合も難渋します．**おくすり手帳**も必須であり，内服している薬から既往歴と現在の病状がある程度はわかります．

環境や症例により，それぞれの**誤嚥性肺炎の原因比率**は変わります．一般診療所外来受診群 26 例において，嚥下性肺炎の主原因を分類すると，①**食物誤嚥**例は 26 例（100%），②**唾液誤嚥**例は 2 例（7.7%），③**胃食道逆流**例は 5 例（19%）で，図 16 のような関係でした[5]．嚥下（誤嚥）性肺炎の主因は，唾液誤嚥である[11]という意見もあります．しかしながら食物誤嚥や胃食道逆流誤嚥が主因の場合もあり，症例と時期により要因の比率は異なります．外来受診症例では食物誤嚥が一番多いのですが[5]，入院症例，特に ICU などでは唾液誤嚥の比率は増加すると思われます．

　誤嚥の病態診断は重要です．原因によって治療法が異なり，**生死**に関わります．その対応は**肺炎の治療**や，**栄養管理**，**認知症**の治療など医学的対応を要するので，診断は医師が行う，もしくは医師との密接な連携が必要となります．

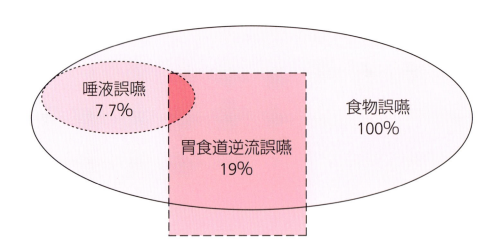

**図 16** 外来誤嚥群で肺炎の主原因を分類（n=26）
（西山耕一郎, 他. 日耳鼻. 2010; 113: 542-8 を改変）

# 8 嚥下障害の診断と治療の手順

　嚥下障害症例を診断する手順としては、① 嚥下機能を評価して重症度を判定します. ② 病態を診断して, 予後と治療効果を予測します（図17)[12]. ③ 治療環境や治療法を考えます. ④ 気管支炎・肺炎の治療, 嚥下指導, 嚥下リハビリテーション, 栄養管理などの治療を行います（表5）. ⑤ 数カ月後と時期を決めて, 嚥下機能の再評価を行います.

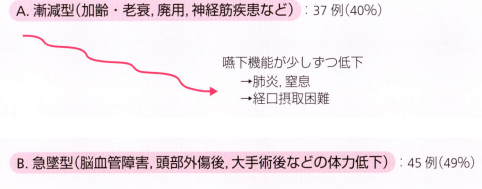

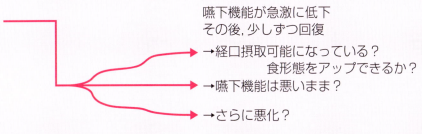

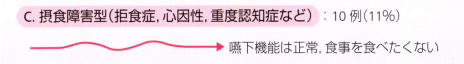

**図17** 嚥下障害の病態分類 (n=92)

（西山耕一郎. 実戦的嚥下機能検査. In: 小林俊光, 編. ENT臨床フロンティア実戦的耳鼻咽喉科検査法. 東京: 中山書店; 2012. p.260-9）

**表5** 嚥下障害の対応法

① **原疾患に治療法がある: 原疾患の治療**
（合併症・低栄養による体力低下，パーキンソン病，多発性筋炎，
腫瘍など）
⇒原疾患の投薬などの治療を考える
　低栄養にて PEG 造設→ただし経口摂取再開率 10〜20%

② **原疾患に治療法がない，限界の場合: 病態診断・嚥下機能評価**
（加齢変化，ALS，筋ジストロフィーなど）
⇒対症的あるいは代償的なアプローチを考える
⇒嚥下リハビリテーション施設に紹介

③ **保存的治療法に限界．外科的治療は耳鼻咽喉科医が専門**
気道分泌物（痰）の処理が限界————→気管切開
声帯麻痺による声門閉鎖不全————→声門閉鎖不全改善手術
唾液誤嚥や逆流誤嚥で肺炎を繰り返す—→誤嚥防止手術
食物誤嚥で嚥下リハビリが限界————→嚥下機能改善手術

# 9 スクリーニング嚥下機能検査

スクリーニング検査法のみを施行している施設もありますが，感度や特異度を考えると，これだけに頼るのはリスクが高く注意が必要です．

## 1 反復唾液嚥下テスト（repetitive saliva swallowing test：RSST）[13]

患者に空嚥下を30秒間反復してもらい，嚥下反射の随意的な惹起能力を評価するスクリーニング法です．"2回以下であれば嚥下開始困難で誤嚥の疑いがある"，"3〜5回が要注意"，"6回以上が正常"と判定するスクリーニング検査法です（図18）．口腔内乾燥がある場合には湿らせた後に施行します．認知症などで指示どおりに空嚥下できない場合もあります．感度は高いのですが，特異度が低く，つまり3回以上でも誤嚥を認める例が多いので，回数よりは随意嚥下時に喉頭がタイミングよく挙上するかをみたり，また挙上の速度や挙上距離にも注目すべきです．正常の嚥下運動は，0.8秒間，喉頭挙上距離は約30mmです[6]．

## 2 改訂水飲みテスト[14]

冷水3mLを嚥下させて，嚥下できるか，ムセるか，呼吸切迫するか，湿性嗄声がないかなどを観察し，5段階評価する方法です．ムセや湿性嗄声などの症状がある場合に誤嚥を疑います．喉頭知覚が低下した不顕性誤嚥の場合には検出が難しく，誤嚥を疑った場合は十分に喀出させるか吸引し，誤嚥の有無を確認し，同時に肺内から誤嚥物を出して肺炎を防ぐ注意が必要です．

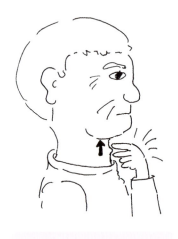

30秒間に飲み込みの動作（のど仏が十分上がる・ゴックンの動作）を何回行えるか？
- 2回以下：異常と判定
- 3〜5回：要注意
- 6回以上：正常

（感度：0.70，特異度：0.88，3回以上でも誤嚥例あり）

ゴックン・ゴックンのど仏が何回上がるか？

**図18** 反復唾液嚥下テスト（RSST）

### 3 食物テスト[14)]

　小さじ1杯のプリン（誤嚥の危険性が高い場合はゼリーや氷片）を舌背前部に置き，それを嚥下させて，改訂水飲みテストと同様に嚥下の状態を観察して診断します．喉頭知覚が低下した不顕性誤嚥の場合には検出が難しく，誤嚥があるか，ないかの評価になりがちで，注意が必要です．誤嚥を疑った場合は十分に喀出させるか吸引して誤嚥の有無を確認し，肺内から誤嚥物を出して肺炎を防ぎます．

## 4 頸部聴診法[15]

飲水や食事の前に，肺と頸部（輪状軟骨直下の気管外側）の呼吸音と嚥下音を聞いておいてから，水や食物を飲み込んだ時の音や，食後の音と比較します．頸部や肺で「ゴロゴロ聞こえるようなった」「呼吸音が聞こえない場所ができた」など，音の変化があれば誤嚥を疑います．医療現場で広く使用されていますが，その有用性に関しては賛否両論があり，あくまでスクリーニングとして使用すべきとされています．

## 5 血中酸素飽和度モニター

嚥下時に酸素飽和度が3％以上下がると誤嚥と判断する方法です．しかしながら呼吸状態が悪いと姿勢変化や咳でも容易に低下するので，必ずしも誤嚥を反映せず有用性は低いとされています．

## まとめ スクリーニング嚥下機能検査法とその限界

嚥下機能の一般的検査法としては，上記の反復唾液嚥下テスト，改訂水飲みテスト，食物テスト，頸部聴診法，血中酸素飽和度モニターなどがあります．しかしながら感度や特異度を考えると，画像診断である嚥下造影検査（VF）や嚥下内視鏡検査（VE）[9]が優れています．

ただしVEは，日常的に内視鏡操作に習熟していない検者が行うと，正しい評価が得られません．厚生労働省保険局医療課疑義解釈資料（平成26年7月10日）でも胃瘻増設時嚥下機能評価は，**医師が行うもの**とされています．

## 10 画像嚥下機能検査

　嚥下造影検査（VF）と嚥下内視鏡検査（VE）は，それぞれ利点と欠点があります．耳鼻咽喉科医師であれば日常的に喉頭内視鏡を操作しているので，依頼できる耳鼻咽喉科医師が近くにいるのであればVEを依頼し，他は補助診断とすべきでしょう．**VEは，喉頭閉鎖の状態や喉頭知覚の評価**や食品で検査できるなど有用な点が多いのですが，咽頭期を直接観察できない欠点があり，喉頭挙上前方運動や食道入口開大が評価できません[16, 17]．また一方**VFは，食塊の動きや喉頭挙上前方運動や食道入口開大など嚥下運動全般を視覚的に観察できる**ので，一番有用で得られる情報量が多いという利点があります．しかしながら，誤嚥性肺炎患者に対するVFで誤嚥を検出できたのは60％という報告もあり，**臨床診断もおろそかにしてはいけません**．またVFのためにはX線透視設備が必要であり，開業医が常用することは難しいという欠点があります．VF検査の必要性を感じたら，VF検査を行う努力をすべきか，専門施設へ紹介するべきでしょう．

### 1 嚥下造影検査（Videofluoroscopic examination of swallowing: VF）（図12, 19）

　嚥下機能検査としてはゴールドスタンダードであり，嚥下運動中の食塊移動を直接観察できるので，病態診断に優れています．誤嚥した場合にそなえて，**非イオン性ヨード造影剤**（オムニパーク®など）を使用します．非イオン性ヨード造影剤は浸透圧が低いので肺毒性が低く，一方ガストログラフイン®は高浸透圧性イオン性造影剤なので誤嚥した場合に肺水腫を起こす危険があり使用すべきでありません．硫酸バリウムを薄めて使用する場合もありますが，誤嚥すると肺野に残ります．

どの造影剤を使用しても誤嚥した場合には，十分に喀出させるか吸引して肺炎を防ぐ努力をするべきです．**誤嚥があるか？　ないか？**　だけを見るのではなく，動画を録画して繰り返し観察して，**病態を診断**することが大切です．

　その具体的な評価のポイントは，1) 口腔期：① 造影剤の口腔保持，② 造影剤の口腔から咽頭への送り込み，2) 咽頭期：① 軟口蓋運動，鼻腔内逆流の有無，② 喉頭蓋谷や梨状陥凹の造影剤残留，③ 誤嚥の有無と程度，および造影剤の喀出の可否，④ **喉頭挙上**制限のタイミング

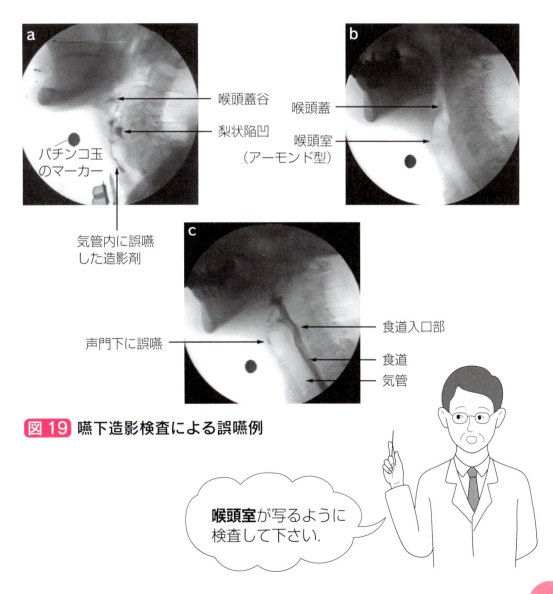

**図19** 嚥下造影検査による誤嚥例

**喉頭室**が写るように検査して下さい．

と挙上度，喉頭下垂，⑤ **喉頭閉鎖**の状態，⑥ **食道入口部開大**，⑦ 舌根と咽頭後壁の接触の状況，3）食道期：① 造影剤の通過状況および蠕動運動，② 造影剤の逆流の有無，③ 食道およびその周囲の器質的疾患の有無，など[16]（表6）とされています．

**表6** 嚥下造影検査評価項目（嚥下障害診療ガイドライン改，神奈川版）

名前：　　　　　　性別：男・女　　年齢：　　　検査日：
疾患：　　　　　　身長：　　体重：　　BMI：　　体重減少：　　　体温：
WBC：　　CRP：　　Alb：　　プレアルブミン：　　痰：　　食後痰：
肺炎：　　　回　　認知症：有・無
栄養：PEG, NG, IVH：L0 ゼリー，L1 プリン，L2 ヨーグルト，L3 ペースト酵素粥，
　　　L4 全粥，L5 常：90, 60, 45, 30
経過：

| | | |
|---|---|---|
| **認知期**： | 口腔内溜め込み | 有・ない |
| **口腔期**： | ①造影剤の口腔内保持 | 良好・軽度・中・不良 |
| | ②造影剤の口腔から咽頭への送り込み | 良好・軽度・中・不良 |
| **咽頭期**： | ①軟口蓋運動，鼻腔内逆流 | なし・少量・中・あり |
| | ②喉頭蓋谷や梨状陥凹の造影剤残留 | なし・少量・中・あり |
| | ③誤嚥の有無と程度 | なし・少量・中・あり |
| | ④ムセの遅れ（知覚低下） | なし・少量・中・あり |
| | ⑤造影剤の喀出 | 良好・軽度・中・不良 |
| | ⑥喉頭挙上の挙上距離と速度 | 良好・軽度・中・不良 |
| | ⑦喉頭挙上のタイミング（LEDT） | 良好・軽度・中・不良 |
| | ⑧喉頭閉鎖の状態 | 良好・軽度・中・不良 |
| | ⑨食道入口部の開大（輪状咽頭筋：UES） | 良好・軽度・中・不良 |
| | ⑩舌根と咽頭後壁の接触の状況（ヤセ） | 良好・軽度・中・不良 |
| | ⑪舌骨と甲状軟骨の解離　（喉頭下垂） | なし・少量・中・あり |
| **食道期**： | ①造影剤の通過状態および蠕動運動 | 良好・軽度・中・不良 |
| | ②造影剤の逆流の有無 | なし・少量・中・あり |
| | ③食道およびその周囲の器質的疾患の有無 | なし・あり |

**誤嚥種類**：食物・唾液・逆流誤嚥．**障害部位**：認知期・準備期・口腔期・咽頭期・食道期
**栄養**：PEG, NG, IVH：L0 ゼリー，L1 プリン，L2 ヨーグルト，L3 ペースト酵素粥，
　　　L4 全粥，L5 常
**トロミ**：薄，中，濃い　　空嚥下，発声訓練，メンデルソン，バルーン，アンカー
**姿勢**：頸部前屈・90, 60, 45, 30・一口量，複数回，頸部回旋（右左），息こらえ
吹き戻し，ハフィング，嚥下おでこ体操，頸部当尺性収縮手技，シャキア

VFで観察するポイントをイラストで提示します．

図20は，嚥下反射が起きるのが遅い（**嚥下反射の惹起遅延**），または嚥下反射が起きないために誤嚥を生じる，嚥下前の誤嚥例です．喉頭知覚が低下し，嚥下反射が誘発されず，唾液誤嚥として観察される場合もあります．

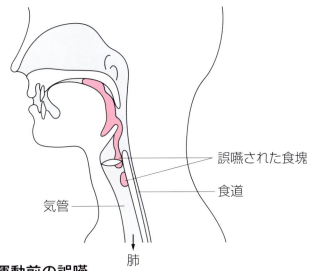

**図20** **嚥下運動前の誤嚥**

嚥下反射が起きるのが遅い（嚥下反射の惹起遅延）ためか，嚥下反射が起きないために誤嚥を生じる，嚥下前の誤嚥例です．喉頭知覚が低下し，嚥下反射が誘発されずに唾液誤嚥として観察される場合もあります．口腔内保持が悪くて誤嚥する場合もあります．

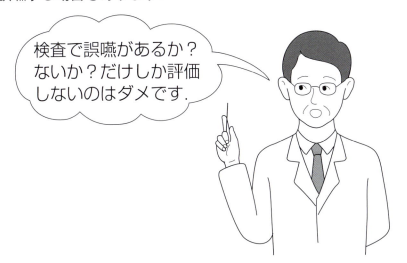

> 検査で誤嚥があるか？ないか？だけしか評価しないのはダメです．

図21は，**喉頭挙上制限**のために喉頭蓋が倒れず，喉頭蓋と被裂部が密着できずに閉鎖不全のために誤嚥を生じる場合と，嚥下反射の惹起が遅れて誤嚥を生じる嚥下運動中の誤嚥です．舌骨と甲状軟骨の距離が開いている場合や，喉頭挙上速度が低下している場合もあります．食道入口部の開大不全との鑑別が必要です．

　図22は，**食道入口部の開大不全**に伴う誤嚥です．食道入口部にある輪状咽頭筋が弛緩不全を起こして生じる場合と，何らかが原因の喉頭挙上制限や咽頭収縮不全により生じる場合もあり，鑑別が必要になります．必要に応じて**バルーン拡張法**（図23）[18]を行います．実際の症例では，嚥下運動前と嚥下運動中の誤嚥の**混合型**，さらに食道入口部の開大不全が合併している症例が多いです．また**嚥下運動不全型**で嚥下反射が再現性をもって起きないタイプもあります．**VFの読影は難しく，経験が必要です**．独学で学習するには限界があります．

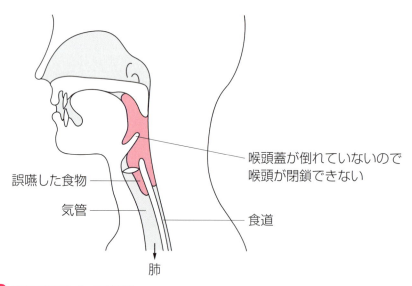

**図21** 嚥下運動中の誤嚥

喉頭挙上制限のために喉頭蓋が倒れず，喉頭蓋と被裂部が密着できず喉頭閉鎖不全のために誤嚥を生じる嚥下運動中の誤嚥です．咽頭の収縮が悪い場合や，喉頭挙上速度が低下している場合もあります．嚥下反射の惹起不全や，食道入口部の開大不全との鑑別が必要です．

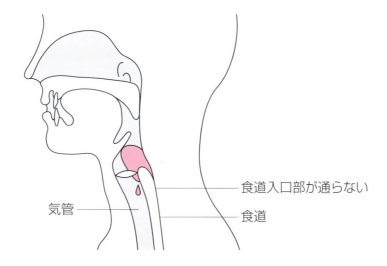

**図22** 食道入口部の開大不全の誤嚥

食道入口部にある輪状咽頭筋が弛緩不全を起こして生じる場合と，何らかが原因の喉頭挙上制限や，喉頭の前方運動制限，咽頭収縮不全等により嚥下圧が低いために食道入口部が見かけ上開かない場合もあり，鑑別が必要になります．

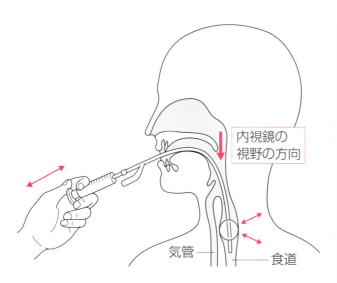
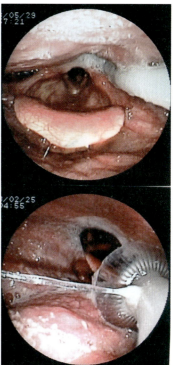

**図23** バルーン拡張法

（角谷直彦．総合リハ．1992; 20: 516-6）

日本耳鼻咽喉科学会より嚥下診療ガイドラインが一般公開されインターネット（http://minds.jcqhc.or.jp/n/medical_user_main.php）で閲覧できます．これとは別に日本摂食・嚥下リハビリテーション学会より嚥下造影の検査法（詳細版）2011 版案も出ており，インターネット（www.jsdr.or.jp/wp-content/uploads/file/doc/VF15-1-p76-95.pdf）で同様に閲覧することができるので参照することをお勧めします．

嚥下食ピラミッド[19]（53, 55 ページ）で経口摂取可能な食事形態を確認して，食物の誤嚥量を減らします[20]．さらに誤嚥のリスクを減らせる食事姿勢として頸部前屈，頸部回旋，座位・リクライニング角度（30 度→45 度→60 度）も検討します．検査時の注意として，**喉頭室**が確認できる画質で，喉頭を中心に撮影します．被曝量は CT 検査の 3 ～4 倍に相当するので，なるべく短時間で必要な情報を得るように撮影時間を短くします．検査後は，誤嚥した造影剤を十分に喀出させるために，上半身をなるべく水平に倒して気管を水平にし，十分に咳をさせて喀出させて検査後の肺炎発症を防ぎます．撮影した動画を録画したら，繰り返しスローモーションで再生して見る努力が必要です．

### 🔴コ🔴ラ🔴ム 胃瘻・経鼻チューブの回避

経管栄養（胃瘻・経鼻チューブ）を回避できるかどうかは，**ミキサー食**（L3）や**酵素粥**を経口摂取できれば**経管を回避**できます．ミキサー食や酵素粥を経口摂取できる，つまり**誤嚥のリスクを減らす姿勢や環境設定を探す努力**を行うべきです．

### 🔴コ🔴ラ🔴ム フードテスト

**食物テスト**（フードテスト）は，確認的な意味合いや，経験の浅い人への指導の意味合いが強く，経験の浅い検者ほど**誤嚥の有無のみ診断**になりがちで，注意が必要です．

## 2 嚥下内視鏡検査（Videoendoscopic examination of swallowing: VE）（図 13, 24）

喉頭ファイバースコープ[21]を使用して，嚥下運動前と嚥下運動後の下咽頭と喉頭の状態から嚥下運動を評価する検査法です．有用性は嚥下造影検査（VF）に匹敵するとされています[16]．被曝がなく，大きな設備が不要で，ベットサイドで施行できるなどの利点があります．しかしながら**検者により診断結果に大きな差が出る，検査中に痛みがあると正しい所見がわからない**ことが指摘されており，喉頭内視鏡の操作には熟練を要し検者により診断に大きな差が出るので，**操作には熟練を要し，検者により診断に大きな差が出るので，操作を習熟している耳鼻咽喉科医師，気管食道科医師がVE検査を行うべき**でしょう．正常例を日常的に診察していない検者がVE検査を行うと，誤診が多いと報告されています．

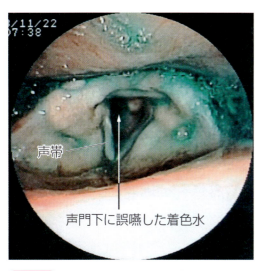
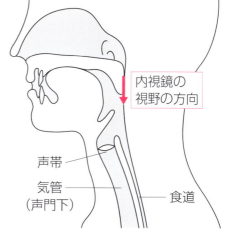

**図24** 嚥下内視鏡検査による誤嚥例

## [VE の検査項目と嚥下評価法]

VE にて嚥下機能を評価するには，**兵頭らの方法（兵頭スコア）**[22] が有用です．通常は**座位** 90 度で施行しますが，自力での体幹保持困難例ではリクライニング（背上げ角度）60 度で行います．**着色水 3mL** をいったん口腔内に保持させた後，指示嚥下させて嚥下前後の咽頭および喉頭所見を観察します．具体的には，① **喉頭蓋谷や梨状陥凹の唾液貯留**，② **声門閉鎖反射や咳反射の惹起性**，③ **嚥下反射の惹起性**，④ **着色水嚥下による咽頭クリアランス**，の各項目をそれぞれ 0〜3 点までの 4 段階評価し，①〜④までの合計点数で嚥下機能を評価します（表 7）．点数を迷ったら，悪い方の点数を付けて合計します．**4 点以下**は，経口摂取は概ね問題なし．**5〜8 点**は，経口摂取は可能だが誤嚥のリスクがあり，食事内容の制限や，気道管理，補助栄養法の併用などが必要です．**9 点以上**は経口摂取困難と判断します．意識レベルが悪いと検査不能で，認知症があると痛みに弱いので評価は難しくなります．嚥下障害を専門としない耳鼻咽喉科医であっても，比較的短時間に嚥下機能評価の客観的評価が可能です．着色水は，常温水 100mL に 2% ピオクタニン® 0.15mL を混入して作製しますが，市販の "食用色素" の青色か緑色でも可能です．嚥下障害で受診する症例の約半数は**気管支炎か肺炎を合併**している[8] ので，検査時に多量の痰や黄色粘性痰が喀出された場合には，去痰薬や気管支拡張薬や抗菌薬の投与を考慮します．可能であればゼリー，プリン，ペースト状や半固形の食物を食べてもらい，食物形態による嚥下動態や代償姿勢による嚥下機能も評価します．必要に応じて録画し，再評価します．詳しくは成書[16, 17] を参照してください．

VE では咽頭期は直接観察できないので，必ず**頸部を診察**して喉頭挙上と前方運動の速度と，嚥下反射の惹起を評価して補います．可能であれば VF 検査を同時に行うと嚥下動態がよくわかり，VE の診断能力も向上します．ホワイトアウト時間が保たれて，頸部視診で喉頭挙上と嚥下反射の惹起性がよければ，食道入口開大障害を疑います．

**表7** 嚥下内視鏡所見のスコア評価基準（兵頭スコア）

### ① 喉頭蓋谷や梨状陥凹の唾液貯留

0： 唾液貯留がない

1： 軽度唾液貯留

2： 中等度の唾液貯留があるが喉頭腔への流入はない

3： 唾液貯留が高度で吸気時に喉頭腔へ流入する

### ② 声門閉鎖反射や咳反射の惹起性

0： 喉頭蓋や披裂部に少し触れるだけで容易に反射が惹起される

1： 反射は惹起されるが弱い

2： 反射が惹起されないことがある

3： 反射の惹起が極めて不良

### ③ 嚥下反射の惹起性

0： 着色水の咽頭流入がわずかに観察できるのみ

1： 着色水が喉頭蓋谷に達するのが観察できる

2： 着色水が梨状陥凹に達するのが観察できる

3： 着色水が梨状陥凹に達してもしばらくは嚥下反射が起きない

### ④ 着色水嚥下による咽頭クリアランス

0： 嚥下後に着色水残留なし

1： 着色水残留が軽度あるが 2 ～ 3 回の空嚥下で wash out される

2： 着色水残留があり複数回嚥下を行っても wash out されない

3： 着色水残留が高度で喉頭腔に流入する

誤嚥： なし，軽度．高度

随伴所見： 鼻咽腔閉鎖不全．早期咽頭流入

声帯麻痺： MPT：　　　秒

---

項目①～④の総計の点数

4 点以下： 経口摂取は概ね問題なく行える

5～8 点： 経口摂取は可能だが誤嚥のリスクがあり，食餌内容の制限，気道管理，補助栄養の併用などが必要

9 点以上： 経口摂取は困難，不可

＊意識レベルや認知機能は別途，考慮する必要あり

検査中に誤嚥したことが検査中にわからない場合があるので，検査後は上半身をなるべく水平に倒して十分に咳をさせて喀出させると誤嚥の有無を確認でき，検査後の肺炎発症も防げます．

　**未熟な操作や，暴力的な VE 検査では，正しい嚥下機能は評価できません．**医師以外が検査を行うと，正しい検査結果が得られず，嚥下機能の兵頭スコアで，喉頭知覚と嚥下反射の惹起性の評価を誤ります．そのためにも**喉頭内視鏡を常用し習熟している医師が，**VE 検査を積極的に行うべきです．

**コラム** 一口量は少なめに：3mL と言われていますが……

　1 食の最低必要カロリーを 400kcal（1mL＝1kcal）とします．

　一口量 3mL の嚥下時間：

　　嚥下反射惹起不全で空嚥下を行うと…40 秒

　400mL÷3mL＝133.3 回の嚥下回数

　　複数回嚥下を要するので 2 倍の 266.6 回

　40 秒×266.6 回＝10,664 秒＝178 分＝約 3 時間かかっています．

　一口量を 5mL と設定しても，食事時間は 53 分が必要になります．

　疲労などを考慮すると，適切な食事時間は 40 分以内と考えます．

（新戸塚病院言語聴覚士 粉川将治監修．横浜嚥下障害症例検討会 http://ameblo.jp/yokohamaenge/entry-11791499328.html より引用）

## 11 嚥下機能低下例への具体的対処法①
### 軽症例（兵頭スコア0〜4 or 5点の症例）の対応法

### 軽症例の対応法

**嚥下指導**
- 食べにくい食物は避ける（餅，パン，おにぎり，寿司，団子，コンニャク，里芋，リンゴ，肉塊，麺類など）
- ながら食い・早食いはやめさせる
- 頸部前屈嚥下・嚥下の意識化
- 一口量は少なめに
- 背もたれのある椅子に深く座る
- ムセたら十分に咳をして出す
- シャキア訓練・嚥下おでこ体操・頸部等尺性収縮手技など ⇒ 言語聴覚士（ST）依頼
- カラオケ・呼吸排痰訓練・全身の運動を推奨
- 義歯不適合 ⇒ 歯科依頼

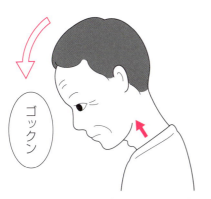

飲み込む瞬間は軽くおじぎをするように下を向いて意識してゴックンする

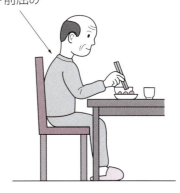

軽くおじぎをする，やや前屈み

（西山耕一郎: 日耳鼻. 2010; 113: 587-92）

経口摂取は概ね問題なく行えるが，**時にムセを認める**症例や，ムセを自覚しなくても**食後に痰が増える**例です．藤島の摂食・嚥下の能力グレード[23]（表 8）の 7〜9 に相当します．このような症例は前頁の "**嚥下指導**"[24, 25] が中心となります．VF か VE による画像診断が推奨されます．避けるべき食事内容は，粘りの強い餅，お握り，寿司，パサパサした物，バラバラになる物，色々な食物形態が混在した物，ツルッとしたコンニャクや里芋，刺激のある酢の物，咬むと水分が出てくる物，咀嚼しにくいステーキや鳥のから揚げ等の肉塊などです．

またテレビを観ながらの "ながら食い" や "早食い" や "丸飲み" はやめさせ，**食事に集中して意識して飲む**（嚥下の意識化[26]），下部頸椎から曲げる "**頸部前屈嚥下**"[26]（図 25）" や，**一口量は少なめに複数回嚥下**[26]，ムセたら十分に咳をして出すことを指導します．家族が嚥下中に "話しかける" のもやめさせます．

喉頭挙上訓練として，**シャキア訓練**[27]（図 26），**嚥下おでこ体操**[28]

---

**表8** 摂食・嚥下障害グレード

| Ⅰ：重症 | 1 嚥下困難または不能，嚥下訓練の適応なし |
| 経口不可 | 2 基礎的嚥下訓練だけの適応あり |
| | 3 条件が整えば誤嚥は減り，摂食訓練が可能 |
| Ⅱ：中等症 | 4 楽しみとしての摂食は可能 |
| 経口と補助栄養 | 5 一部（1〜2食）経口摂取 |
| | 6 3食経口摂取プラス補助栄養 |
| Ⅲ：軽症 | 7 嚥下食で，3食とも経口摂取 |
| 経口 | 8 特別に嚥下しにくい食品を除き，3食経口摂取 |
| | 9 常食の経口摂取可能，臨床的観察と指導要する |
| Ⅳ：正常 | 10 正常の摂食嚥下能力 |

（藤島一郎．脳卒中の摂食・嚥下障害．東京：医歯薬出版；1993．p.72）

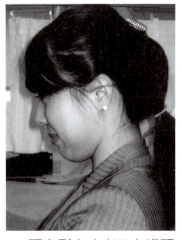

△ 顎を引きすぎると喉頭挙上が制限される　○ 軽くおじぎをして下部頸椎から曲げる

**図25** 下部頸椎から曲げる頸部前屈嚥下

顎を引くと喉頭挙上が制限されるのでよくない．

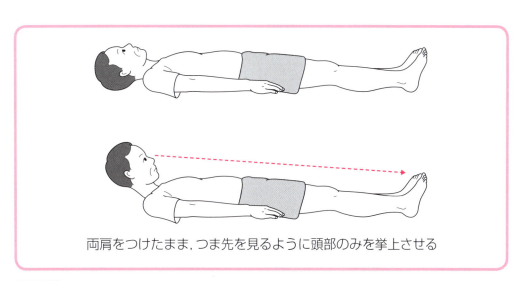

両肩をつけたまま，つま先を見るように頭部のみを挙上させる

**図26** シャキア訓練（Shaker exercise）

頭部挙上訓練．エビデンスがあるリハ法です．喉頭挙上筋（舌骨上筋群）を鍛えます．喉頭の前上方運動，食道入口部の開大を改善させます．咽頭残留改善に有効です．頸椎症・心疾患には禁忌です．

（図 27），**頸部等尺性収縮手技**[29]（図 28）などを指導しますが，可能であれば ST に依頼することをお勧めします．

呼吸排痰訓練としては，**吹き戻しとペットボトル製ブローイング**（図 29）や，**ハフィング**や**発声訓練，歌唱，カラオケ**を推奨し，**全身の**

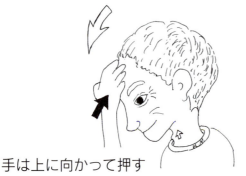

**図 27** 嚥下おでこ体操

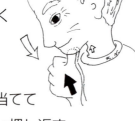

**図 28** 頸部等尺性収縮手技（顎持ち上げ嚥下体操）

**運動**として散歩などを推奨します．義歯不適合は歯科依頼を行います．

座り方も大切で，イスに深くかけます．ずっこけ座りはよくありません（図30）．

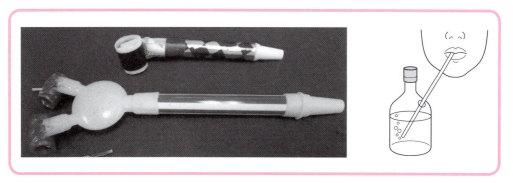

**図29** 吹き戻しとペットボトル製ブローイング

毎食前：10秒×10〜20回

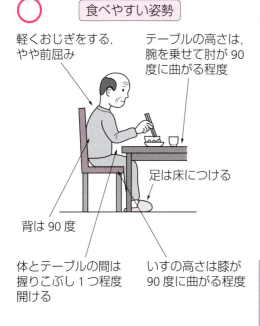
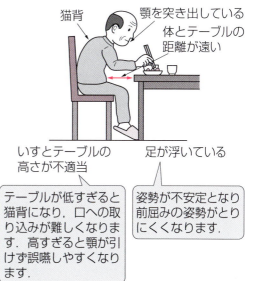

**図30** 椅子での食事（座位）

## 症例 6 軽症の嚥下障害

**症　例**：79歳，男性．

**主　訴**：食事の時に**時々ムセる**．大きな**錠剤が飲みにくい**．

**受診前の経過**：生来健康でしたが，退職後は運動せずに家でゴロゴロしていました．

**初診時所見**：体温36.4℃．嚥下内視鏡検査（VE）をすると，咽頭残留が少量あり，嚥下反射の惹起遅延が軽度あり，液体で喉頭流入を認め，喉頭知覚は軽度低下していました．持参した錠剤を服用してもらうと，喉頭蓋谷に停滞していました（図31）．兵頭スコア：3点．

よく噛めば誤嚥しない．上を向いて食べれば誤嚥しないと思い込んでいました．

**治　療**：頸部前屈嚥下，一口量を少なめに，複数回嚥下，あまり長時間咀嚼しないように，日頃からよく歩いて運動するように

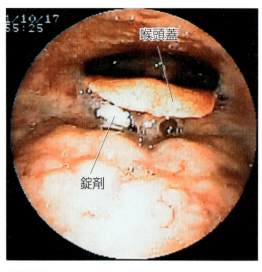
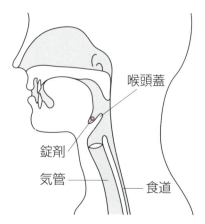

**図31** 喉頭蓋谷に，内服した錠剤がつかえている．

嚥下指導しました．錠剤は小さめに変更してもらい，頸部前屈嚥下と，錠剤だけではなく水かゼリーと服用するように指導しました．食事内容は，そのままとしました．

**その後の経過**：食事中のムセは消失しました．

**軽症例は，嚥下指導と日頃の運動で十分対応可能です．体力が低下すると嚥下機能も低下します．**

## コラム 錠剤が飲みにくい患者さんの対応法

　嚥下機能が低下すると，錠剤を飲みにくいと訴えます．その場合の服用法を下記に列挙します．

① なるべく**小さな錠剤**か **OD 錠**を選択し，多めの水で服用します．
② **頸部前屈位**で，喉頭蓋谷を狭く嚥下圧を高くして服用させます．
③ **トロミ水**か**ゼリー**で服用させます．
④ 錠剤を**ゼリーに刺し込み**丸飲みする[30]か，錠剤を**オブラート**に包んでから水につけて服用させます（図32）．

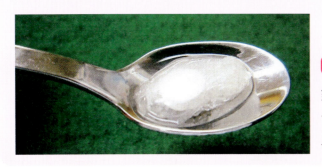

**図32 水オブラート法**
錠剤をオブラートで包んでから水につけて服用させる．

## 嚥下機能評価フローチャート

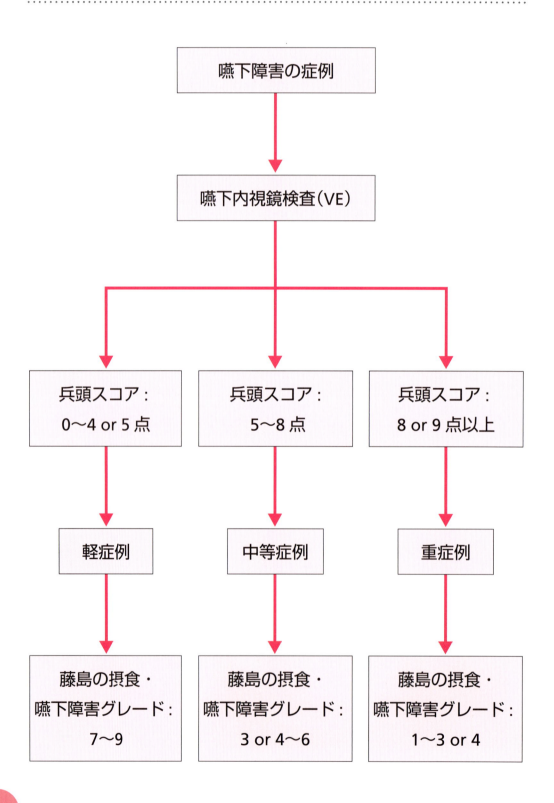

## 12 嚥下機能低下例への具体的対処法②
# 中等症例（兵頭スコア5〜8点の症例）の対応法

## 中等症例の対応法

軽症例の嚥下指導（43ページ）に以下の項目を加える

- 気管支炎と肺炎⇒去痰薬と抗菌薬を処方
- 食形態と姿勢はVF・VEにて確認

　　お粥・ミキサー食・液体にトロミ⇒栄養士依頼

　　背上げ角度は60〜90度

- 嚥下指導と嚥下リハビリ

　　複数回嚥下・交互嚥下・息こらえ嚥下など

　　　　　　　　⇒言語聴覚士（ST）依頼

- 食後の口腔ケア⇒看護師・歯科衛生士依頼
- 全身状態により⇒呼吸排痰訓練⇒理学療法士（PT）依頼

　　　　　⇒全身の運動を推奨

　経口摂取はある程度は可能だが，誤嚥のリスクがあり，食事内容の制限，肺炎や気管支炎に対する気道管理，補助栄養法などが必要な症例です．藤島の摂食・嚥下の能力グレード[23]の3 or 4〜6に相当します．VFかVEによる画像診断が必要です．個々の症例に合った誤嚥のリスクを減らせる食形態[20]を，硬さや付着性や凝集性などに留意して指示します．

| 段階 1<br>薄いとろみ | 段階 2<br>中間のとろみ | 段階 3<br>濃いとろみ |
|---|---|---|
| ✓ スプーンを傾けると<br>すっと流れ落ちる<br>✓ フォークの歯の間から<br>素早く流れ落ちる<br>✓ カップを傾け，流れ出た<br>後には，うっすらと跡が<br>残る程度の付着 | ✓ スプーンを傾けると<br>とろとろと流れる<br>✓ フォークの歯の間から<br>ゆっくりと流れ落ちる<br>✓ カップを傾け，流れ出た<br>後には，全体にコーティ<br>ングしたように付着 | ✓ スプーンを傾けても，<br>形状がある程度保たれ，<br>流れにくい<br>✓ フォークの歯の間から<br>流れ出ない<br>✓ カップを傾けても流れ<br>出ない（ゆっくりと塊と<br>なって落ちる） |
| フレンチドレッシング・ポタージュ状 | ヨーグルト状 | ハチミツ・マヨネーズ状 |

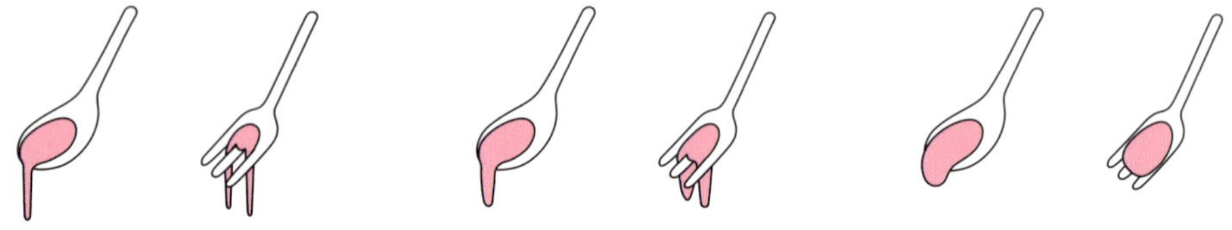

**図33** 粘度の性状とイメージ図: 日本摂食・嚥下リハビリテーション学会嚥下調整食分類 2013

　液体には**トロミ剤**（増粘剤）を薄いトロミ濃度（フレンチドレッシング程度かポタージュ状）か，中間のトロミ濃度（ヨーグルト状）（図33）の使用を指示します．

　嚥下機能に適合した食形態の指示は，**嚥下食ピラミッド**[19]（図34〜36）を参考にします．レベル0が一番食べやすく誤嚥しにくい食事内容で，レベル5が食べにくい普通食となります．食道開大不全例の場合にはレベル0で誤嚥しても，レベル2では誤嚥しないので，注意が必要です．全粥（レベル4）かミキサー食（レベル3）を指導しますが，嚥下機能によってはゼリー寄せ（レベル2）やヨーグルト（レベル2），プリン（レベル1）を指導する場合もあります．全粥の離水で誤嚥する場合は，**酵素粥**（レベル3：ソフトアップ粥®・スベラカーゼ粥®）がよく，最近は市販品でよいものが出ています．栄養士に，食形態の指導も含めて相談することをお勧めします．

| | | |
|---|---|---|
| レベル0 | **嚥下訓練食**: 重力だけで咽頭をスムーズに通過（一食約100kcal）<br>エンゲリード, アイソカルクリン,<br><br>**口溜め・輪状咽頭筋弛緩不全例は L3 から** | 食べやすい ↑ |
| レベル1 | **嚥下訓練食**: ゼラチンで固めた食品（一食約150kcal）<br>アイソカル HC, **付着性の少ないゼリー**, **プリン**, エンゲリード,<br>アイソカルクリン, ゼラチンゼリー | |
| レベル2 | **嚥下訓練食**（一食約300kcal）<br>**ゼリー寄せ**, **付着性の高いゼリー**, **ヨーグルト**, フォアグラ,<br>エネリッチ, 豚肉のテリーヌ, エビムース, イワシムース,<br>白身魚ゼリー寄せ, プリン, アイソカルゼリー,<br>トウフィール, （マトメアップ） | |
| レベル3 | **嚥下食**（一日約1400〜2600kcal）　**食道入口部開大不全はここから始める**<br>**ミキサー食**, **ペースト食**, 酵素粥, ソフトアップ粥, スベラカーゼ粥,<br>液体にトロミトンカツソース状, ポテトピューレ, つぶしバナナ,<br>ペースト粥, パン粥, ゼリー寄せ, かぼちゃゼリー, 温泉卵,<br>ヨーグルト, エネリッチ, マトメアップ<br><br>┌─────────────────────┐<br>│ **ユニバーサルデザインフード**<br>│ かまなくてよい **区分4**: 具なし茶碗むし<br>└─────────────────────┘ | |
| レベル4 | **介護食**（一日約1400〜2600kcal）<br>**全粥**, バナナ, フレンチトースト, ハンバーグ, こしあん, ヨーグルト,<br>フォアグラ, ピューレ, ムース状の食品, ミキサー食, ペースト食,<br>ポテトピューレ, 水ようかん, かぼちゃゼリー, 温泉卵<br><br>┌─────────────────────┐<br>│ 舌でつぶせる **区分3**: スクランブルエッグ<br>│ 歯ぐきでつぶせる **区分2**: だし巻き卵<br>│ 容易にかめる **区分1**: 厚焼き卵<br>└─────────────────────┘ | |
| レベル5 | **普通食・常食**: （不均一な食事）　ひじき, 五目御飯, 麺類<br>**危険な食品**: 餅・パン・おにぎり・寿司・団子・コンニャク・<br>肉塊・里芋・りんご | 食べにくい ↓ |

**図34** 嚥下食ピラミッド

（金谷節子．ベットサイドから在宅で使える嚥下食のすべて．
東京: 医歯薬出版; 2006 を改変）

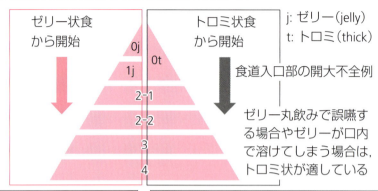

**図35** 「学会分類2013（食事）」の特徴

## コラム トロミ剤の使い方

　トロミ剤（増粘剤）は，主に液体に使用し，**咽頭の通過速度を遅らせる**ことを主眼にします．ところが先日，嚥下指導を頼んだSTが私の所に飛んできました．聞くと「患者さんがトロミ剤をご飯に振りかけて使用していた」そうです．高齢者の嚥下指導の難しさをしみじみ思い知りました．

　トロミ剤は，嚥下反射が遅れる症例や食塊保持不良症例に使用すると有効です．しかし咽頭収縮が悪い症例や食道入口部の開きが悪い症例では，トロミ剤の濃度を濃くすると逆につかえて残ってしまいます．お餅のようにのどに詰まってしまう場合もあります．トロミ濃度は濃ければ濃いほどよいという考え方は正しくありません．

　トロミ剤を液体に入れて粘度が安定するには数分間必要です．トロミ濃度の付けすぎは，味覚が悪くなるので注意が必要です．また，トロミがつきにくい飲み物の場合，一度混ぜて2〜15分置いた後に，再度混ぜる「二度混ぜ法」が効果的です．

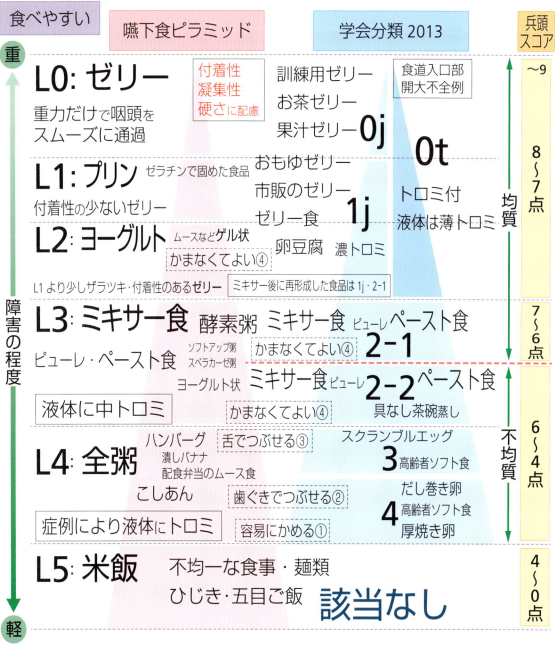

**図36** 兵頭スコアと食形態の関係

(嚥下食ピラミッド，学会分類2013，兵頭スコアをもとに筆者が作成)

痰が多い場合には**去痰薬**や**気管支拡張薬**の投与と，発熱や咳や膿性痰がある場合には**抗菌薬**の投与も考慮します．嚥下指導として，"**息こらえ嚥下**（図 37）[20, 25]"，"**複数回嚥下**[23]"，咽頭残留がある場合には"**交互嚥下**[23]"を指導し，全身状態が落ち着いていれば，**シャキア法**[27]（図 26），**嚥下おでこ体操**[28]（図 27），**頭部等尺性収縮手技**[29]（図 28）を指導します．ST に，嚥下指導と嚥下リハビリとして**メンデルソン法**[31]（図 38）などを依頼します．また誤嚥のリスクを減らす食事姿勢として，頸部前屈，頸部回旋，背上げ角度 45〜60 度（リクライニング・体幹角度調整）[32, 33]（図 39）などを VF にて検討します．さらに食事前後の口腔ケアは歯科衛生士に依頼し，呼吸排痰訓練は PT に依頼します．BMI 指数で 18.5 未満の体重減少を認める場合には，栄養管理を栄養士に依頼します．

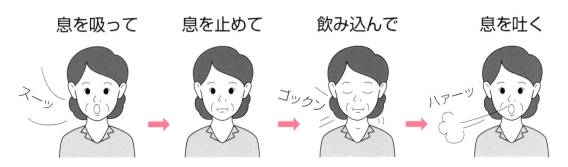

**図 37** 息こらえ嚥下（声門越え嚥下：supraglottic swallow）
気道内に入りかけた食塊などを出す方法．
- 嚥下直前や嚥下中に誤嚥する場合に有効．
- 吸気終末位で嚥下し，嚥下後は必ず呼気で出す．
- 一口ごとに咳払いし，空嚥下（ごっくん）．
- 口腔内保持が悪い症例には向かない．

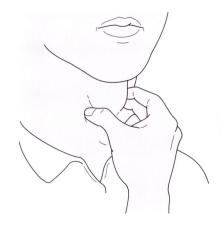

図38 メンデルソン(Mendelson)法
喉頭と舌骨を挙上位に保つようにのど仏（甲状軟骨）を上昇した位置に保つように指導する．

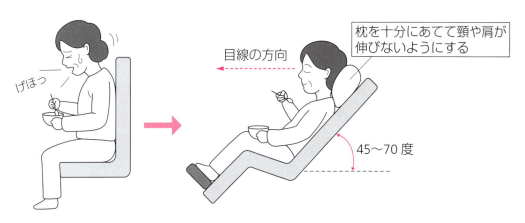

図39 背上げ角度の調整（リクライニング位）

食塊を送り込みやすくなり，誤嚥を軽減ないし防止するメリットがあります．しかしながら頸部や肩が伸展して喉頭が挙上しない症例は，座位90度の方が適しています．リクライニング位のために，身体全体や頸部の緊張を高めてしまう場合や，頸部や肩が過伸展する場合もあり，注意が必要です．

## コラム キザミ食は高齢者の食事か？

キザミ食は硬いものと柔らかいものを一律の大きさ（5mm〜1cm）に細かく刻んであり，噛む機能を補完する食形態で，嚥下機能低下者の食形態ではありません．嚥下機能が低下すると咽頭に残りやすく誤嚥のリスクが増加します．

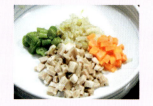

| 症例 7 | **中等症の嚥下障害 ①** |

症　例：81歳，男性．

主　訴：**食事を始めると，痰と咳が出て食べられなくなる．**

受診前の経過：脳梗塞の既往があり，1年前から食後の痰が増加し，1年間で体重が10kg減少していました．

初診時所見：体温36.7℃．嚥下内視鏡検査（VE）をすると，嚥下反射の惹起遅延が著明で，液体で誤嚥を認め，咳で声門下から黄色膿性痰が喀出されました（図40）．兵頭スコア：7点．胸部X線写真では明らかな所見は確認できず．WBC：5500，CRP：0.08，Alb：3.7，プレアルブミン：17.2（正常値：22.0〜40.0），BMI：17.3（正常値：18.5以上，低栄養：16.0未満）．

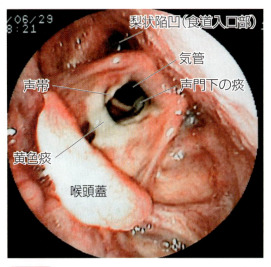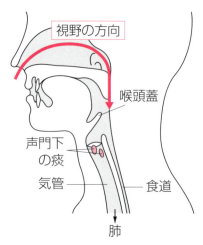

**図40** 咳で声門下から黄色膿性痰が喀出され，声門下にも確認できる．誤嚥性肺炎と診断した．

よく噛めば誤嚥しない，麺類は誤嚥しない，上を向いて食べれば誤嚥しない，水で流し込めばよい，と思い込んでいました.

治　療：抗菌薬と去痰薬の投与．頸部前屈嚥下，一口量を少なめに，複数回嚥下，一口ごとに咳をするように嚥下指導しました．常食から全粥に変更し，液体にポタージュ程度の増粘剤の使用を指示しました.

その後の経過：咳と痰が減少し，食事が摂取できるようになり，1カ月後には体重が増加してきました.

**まとめ**

栄養状態を血清アルブミンの値だけで評価してはいけません．血清アルブミン値（Alb）が栄養指標にならないことが以前より指摘されています．低下していればある程度指標になりますが，診察して明らかに皮下脂肪がなく筋肉が削げた状態でも正常値下限を示す症例をしばしば経験します．栄養評価で比較的有効な指標として身長と体重より計算する BMI があります．最近は，プレアルブミン（トランスサイレチン：低栄養は 22.0mg/dL 未満）は半減期が約 2 日と短いので栄養状態を最も反映するとされています．また簡便な指標として，皮下脂肪の厚さや，ふくらはぎの太さで筋肉量がわかります．皮下脂肪がない状態から 30〜40％体重が減少すると飢餓で死亡するとされています．飢餓状態になると体内にある糖質⇒脂質⇒蛋白質の順番で分解して必要なエネルギーを補おうとするので，筋肉量が減少して歩行能力等が減少した状態を“サルコペニア（筋肉分解症）”といわれています．筋肉量が減少して歩行障害が出現した

状態でも，嚥下機能が保たれている症例をしばしば経験します．体重が1年間で 4kg 以上減少していないかが重要です．嚥下機能に対応した食形態に変更し，嚥下指導を徹底すれば食物誤嚥は，ある程度はコントロールできる場合があります．

## コラム　介護家族が嚥下食の調理法に疎い場合は？

　訪問栄養士に，家族に嚥下食の作り方と，液体のトロミの付け方を指導してもらう．**訪問栄養指導**は，通院が困難な方の自宅に栄養士が訪問し食生活や栄養に関する相談にのる制度で，**医師の「特別食」の提供が必要との診断と，指示（エネルギー量，タンパク質量，糖質量，脂質量など）が必要**である．対象疾患は，**腎臓病，糖尿病，肝臓病，胃潰瘍，貧血，膵臓病，脂質代謝異常，痛風，高脂血症，心臓疾患・高血圧に対する減塩食，消化管の手術後，高度肥満，（介護保健では経管栄養と低栄養状態）に限定**される．訪問回数は月に1〜2回，1回30分〜で，介護保険では 533 点（自己負担は1割），医療保険では 530 点（自己負担は1〜3割）で算定し，地区の栄養ケアステーションかフリーランスの**管理栄養士**と**主治医**が個別に契約して報酬を支払うかたちになる．介護保険の認定を受けている場合は，介護保険が優先されるので注意が必要である．

　訪問栄養士は，**都道府県栄養士協会**かケアマネージャーに相談すると紹介してくれる．栄養補助食品は高価であり家族に金銭的な負担を強いるので，**嚥下食やミキサー食の作り方，経管栄養における半固形化の注入法等**を指導してもらうとよい．

## 症例 8　中等症の嚥下障害 ②

**症　例**：88歳，女性．

**主　訴**：**痰がからんで，夜眠れない．**

**受診前の経過**：脳梗塞の既往があり，"1カ月前から痰が喉にからんで，夜眠れない"と耳鼻咽喉科を受診しました．1年間で体重が4kg減少していました．

**初診時所見**：体温 36.8℃．声は湿性嗄声．嚥下内視鏡検査（VE）をすると，嚥下反射の惹起遅延が著明で，黄色の咽頭残留を認め，喉頭知覚は低下し，嚥下反射の惹起遅延を認め，液体で誤嚥を認めました．咳で声門下から黄色膿性痰が多量に喀出されました（図41）．兵頭スコア：6点，胸部X線写真では明らかな所見は確認できませんでしたが，胸部聴診で湿性ラ音を認め，SpO$_2$：95%，WBC：5800，CRP：2.61，

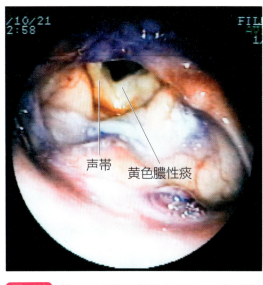
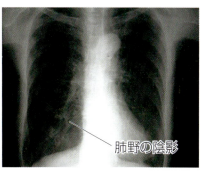

**図41** 黄色の咽頭残留を認め，咳で声門下から黄色膿性痰が喀出され，誤嚥を認め，誤嚥性肺炎と診断した．

RSST: 4 回.

**治　療**: 外来にて抗菌薬点滴と去痰薬内服を投与し，頸部前屈嚥下，一口量を少なめに，複数回嚥下，一口ごとに咳をするように嚥下指導しました．常食から全粥に変更し，液体にポタージュ程度の増粘剤の使用を指示しました．

**その後の経過**: 1 週間後には咳と痰が減少して夜間眠れるようになり，体温 36.3℃, SpO₂: 97%, WBC: 5500, CRP: 0.26. 現在 4 年経過していますが，その後は肺炎を発症することなく，元気に外来に通院されています．

**まとめ**

食物誤嚥で，不顕性の肺炎を発症している場合があります．高齢者は，サイトカインの反応が弱いので肺炎の所見は乏しいのです．発熱せず，WBC は上昇せず左方移動のみで，CRP は遅れて上昇します．胸部 X 線写真は脱水があると陰影が出現しにくいです（表 9）[34]. 黄色痰・咳・聴診所見，声門下より黄色痰が多量に喀出されたら肺炎と診断します．

**表9** 老人の肺炎の特長

① 発熱しない
② 咳の症状を訴えない
③ 聴診では特徴的な所見を得られにくい
④ WBC は上昇せず左方移動のみ
④ CRP は遅れて上昇する
⑤ 胸部 X 線写真は脱水があると陰影が出現しにくい

（西山耕一郎. MB ENTONI. 2012; 147: 17-23）

| 症例 9 | **中等症の嚥下障害 ③** |

症　例：86歳，男性．

主　訴：**痰が多い．**

受診前の経過：数日前から痰が増えた，咳が出ると耳鼻咽喉科を受診しました．食事量が同じで半年間で体重が6kg減少していました．

初診時所見：体温37.8℃．嚥下内視鏡検査（VE）をすると，嚥下反射の惹起遅延が著明で，咽頭残留を認め，喉頭知覚は低下し，嚥下反射の惹起遅延を認め，液体で誤嚥を認めました．咳で声門下から黄色膿性痰が多量に喀出されました（図42）．兵頭スコア：7点，胸部X線写真で右肺野に陰影を確認できました．SpO$_2$：94％，WBC：7200，CRP：8.44，TP：6.0，Alb：3.7．

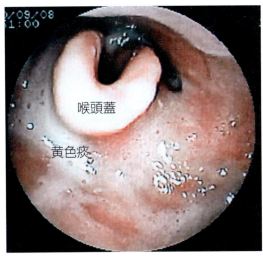 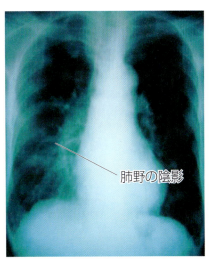

**図42** 咽頭残留を認め，咳で声門下から黄色い痰が多量に喀出された．胸部X線写真で右肺野に陰影を確認できる．

治　療：入院にての肺炎治療を勧めましたが，前回入院時，夜間に暴れて薬で眠らされて体力が低下したと，入院を拒否されました．仕方なく外来にて抗菌薬の点滴・内服と去痰薬内服を投与し，頸部前屈嚥下，一口量を少なめに，複数回嚥下，一口ごとに咳をするように嚥下指導しました．常食から全粥に変更し，液体にポタージュ程度の増粘剤の使用を指示しました．

その後の経過：8日後には咳と痰が減少して元気になり，体温：36.4℃，SpO$_2$：97%，WBC：6100，CRP：4.67，TP：5.4，Alb：2.9．現在2年経過していますが，その後は時々痰と咳が増えることがありますが肺炎までには至らず，元気に外来を通院されています．

**まとめ**

**誤嚥性肺炎症例で禁食せずに外来にて治療可能な場合もあります．**

## コラム　呼吸機能と嚥下障害

　多少誤嚥しても，**喀出できれば肺炎の発症は減らせます．嚥下運動をさせること**が，一番よい嚥下リハビリテーションです．喀出できるように，呼吸機能を鍛えることが重要です．呼吸理学療法で，呼吸筋強化訓練・ハフィング・排痰訓練を行えればよいのですが，難しい場合には発声・歌唱・音読・吹き戻し（47ページ，図29）でもよいと思います．

## 症例 10　中等症の嚥下障害 ④

**症　例**：83歳，男性．

**主　訴**：**痰が多い**．

**受診前の経過**：1年前に誤嚥性肺炎で入院．退院後はペースト食（レベル3）を指示されていましたが，常食を食べたいと受診しました．

**初診時所見**：体温36.4℃．嚥下内視鏡検査（VE）をすると，咽頭残留を認め，嚥下反射の惹起遅延が著明で，喉頭知覚は低下し，液体で誤嚥を認めました．咳で声門下から黄色膿性痰が多量に喀出されました（図43）．

**治　療**：食事はペースト食を守り，液体がポタージュ程度になるようトロミ剤の使用を指導しました．

**その後**：訪問看護ステーションから食事指導を守っていないとの連絡があり，1週間後に誤嚥性肺炎にて緊急入院となりました．

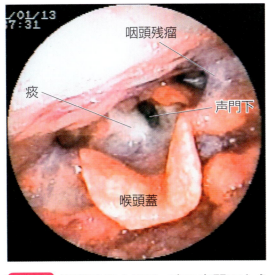 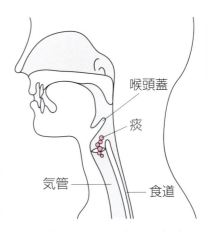

**図43** 咽頭残留を認め，咳で声門下から黄色い痰が多量に喀出された．

**まとめ** 嚥下機能が低下しているのに，指示された食形態を守らなければ，ブーメランのように病院に戻ってしまうことになります．

## コラム 食物の嚥下しやすさの要因

　嚥下障害食は，適度な粘度があって，まとまりやすく，ベタつかずに軟らかく変形しながら咽頭を滑らかに通過するものが良いとされています．

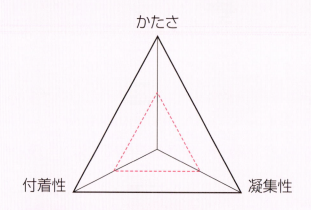

**図44** 嚥下食の食品物性

## コラム 家族からの多い質問 ①

　家族からの質問で多いのは，「**何なら誤嚥せずに食べられますか？**」です．そこで常食している食事内容を持参していただき，嚥下食ピラミッド[18]（53ページ）を参考にしながら食物テストを行い，具体的に食事内容を指示します．**食物誤嚥を減らせれば，肺炎のリスクを減らすことができます**[19]．

## 13 ムセた時，窒息時の対応法

　ムセた時の対応法（図45）ですが，**水を飲ませたり，座位90度のまま背中を叩くのは誤りです**．水は液体なので咽頭通過速度が速く，そのため誤嚥しやすいです．座位90度では，気管は垂直状態で喀出しにくい状態で誤嚥物がそのまま肺に入ってしまいます．自発呼吸がある場合は，**呼吸介助して咳をさせて出させます**が，気管が水平になるように**十分前屈位**（図46）にするか，**横向きに寝かせて背中を叩く**ことは有効です．可能であれば口腔内を観察して，指で異物を端（頬）に寄せてかき出します．くれぐれも押し込まないようにして下さい．電気掃除機

呼吸あり→呼吸介助：咳をさせて出させる

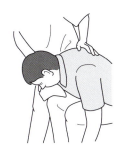
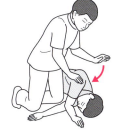

前屈位・横向きに寝かせて叩く

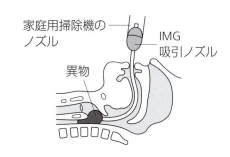

IMG 吸引ノズル

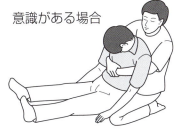

意識がある場合

ハイムリック法

**図45** ムセた時・窒息時の対処法は？

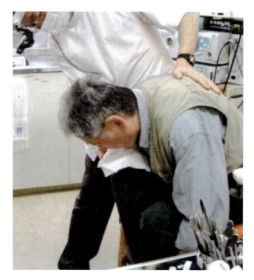

図46 前屈位での対応
誤嚥したら頭をなるべく下げて気管が水平になるように
上半身を水平に倒し，十分に咳をさせて喀出させる．

で吸引する方法もありますが，吸引ノズルがまっすぐでは舌を吸ってしまうので，専用の **IMG 吸引ノズル**®が推奨されます．市販されており1,500円前後で購入可能です．

　意識がある場合には**ハイムリック法**．意識がない場合には，心肺蘇生術などの一次救命処置が必要になります．

> ### コラム 食べれば元気になる？元気になれば食べられる？
>
> 　体力低下や栄養不良で嚥下機能が低下した状態では，**無理矢理食べれば誤嚥して誤嚥性肺炎を発症します**．体力低下や栄養不良による嚥下機能低下は，体力や栄養不良が改善すれば，嚥下機能も改善して誤嚥なく食べられるようになります．**しかしながら，栄養不良が嚥下機能に直結するとは限りません**．

## 14 咀嚼による自由嚥下（プロセスモデル）

　咀嚼させながら嚥下運動を観察すると，嚥下反射が惹起される前に，食塊の一部が咽頭腔に流れ落ちて，喉頭蓋谷や梨状陥凹に貯留してから，嚥下反射が惹起されますが，この運動は正常な嚥下運動の一つとされてプロセスモデル（process model）とよばれています．プロセスモデルでは，披裂喉頭蓋ヒダを越えて食塊が喉頭に侵入した場合を嚥下反射の惹起遅延と診断するので，喉頭蓋谷や梨状陥凹が広い方が，嚥下反射が惹起しやすいとされています．

### コラム 咀嚼嚥下について

　「よく噛めば誤嚥せずに食べられる？」というやや誤った考え方が一部の職種で広まっています．例外はありますが，嚥下機能低下例の多くは，咀嚼嚥下では下咽頭に咀嚼した食物が貯留するので誤嚥のリスクは増大します．VF にて液体命令嚥下で誤嚥しなくても，米飯などを咀嚼させると誤嚥を認めることがあります．ゼリーは砕くと誤嚥の危険性が高くなります．丸飲みは誤嚥しにくいのですが，窒息しやすくなります．

### コラム 嚥下障害は肺炎とのせめぎ合い

　嚥下障害で食物等を誤嚥すると**肺で炎症**が生じますが，肺炎を発症するかどうかは患者さんの**免疫能**と**体力**と**誤嚥物の種類と量**に左右されます．つまり症例によっては多少誤嚥してもすぐには肺炎を発症しません．肺炎の治療が遅れると回復は難しくなり，呼吸機能も低下するので嚥下機能も低下します．**何が食べられるかを診断し，誤嚥性肺炎を早期に診断して治療することが重要です．**

## 15 嚥下機能低下例への具体的対処法③
# 重症例（兵頭スコア8 or 9点以上の症例）の対応法

## 重症例の対応法: 基本的には専門施設へ紹介

- **誤嚥性肺炎の管理**（発熱・咳・痰・声・WBC・CRP・XP・CT）

  ⇒抗菌薬・去痰薬⇒内科依頼⇒入院管理（呼吸排痰訓練・口腔ケアなど）

- **食事形態と姿勢は VF・VE にて必らず確認**

  ⇒背上げ角度 30 〜 45 度で，ゼリー，プリン，スライスゼリー，息こらえ嚥下，交互嚥下，一口ごとに咳をさせる

- **または禁食にて経管栄養を考慮**

　経口摂取が困難か不可な症例です．藤島の摂食・嚥下の能力グレード[23] の 1〜3 or 4 に相当します．重症例は，**肺炎と栄養障害で生命の危機**に瀕しているので，基本的には専門病院を紹介します．その具体的な対応は，誤嚥性肺炎と窒息の管理を最優先して，抗菌薬と去痰薬を投与し，食物誤嚥に対して禁食を考慮する場合には入院管理となりますが，食事形態や姿勢調整で経口摂取を続けることができる症例もあります．

多くの症例は低栄養があるので，主治医と栄養士が中心となり栄養管理を行います．経口摂取可能かどうかや食事形態を決めるには，VFかVEによる画像診断が必須となります．

　経口摂取可能であれば，ゼリー（レベル0）か，プリン（レベル1）か，ヨーグルト（レベル3）であり，液体には濃いトロミの使用を指導します．さらに誤嚥のリスクを減らす食事姿勢として頸部前屈，頸部回旋，背上げ角度30〜45度（リクライニング・体幹角度調整）（図47）[32,33]，完全側臥位も検討します．

　経口摂取が無理な場合は，禁食にて経管栄養を考慮します．場合によっては経管栄養と経口摂取を**併用**する場合もあります．以前は嚥下機能を評価せずに胃瘻（PEG）が造設されていましたが，現在は減少しつつあります．個々の嚥下障害例に対する食事形態や姿勢調整を決めるには，VFまたはVEを行うべきでしょう．

　逆流による誤嚥を防ぐための寝る時の**リクライニング姿勢**や，排痰目的の**体位ドレナージ**も重要です．また肺機能を最大限にしておくと，誤嚥による末梢気道閉塞や肺炎発症を予防できます．**呼吸排痰訓練**は重要です．多少誤嚥しても喀出できていれば，肺炎を発症していない症例も

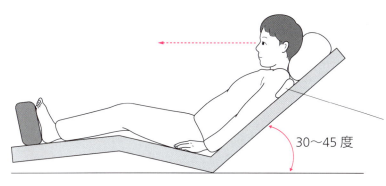

**図47** 背上げ角度（リクライニング位）の調整：30度仰臥位頸部前屈

リクライニング30度は，誤嚥のリスクを減らすのに有効です．しかしながら，首を自分では動かしにくい，首の角度の調整が難しい，食事を見づらい，自分で食事をとりづらい，咳をしづらいなどの欠点もあります．

しばしば経験します．高齢者に多い慢性閉塞性肺疾患（COPD）や慢性呼吸不全の治療も重要です．**脱水**も感染を助長するので，積極的に治療すべきですが，**水分の入れすぎ**は心不全を引き起こすので注意が必要です．

肺炎に対する治療方針として，採血結果や画像診断よりは，咳の状態や痰の色調に注目する臨床的診断が推奨されます．まず入院治療にするか，外来治療にするかを診断します．外来治療の場合，毎日通院可能であれば，経静脈的な抗菌薬投与を行い，連日の通院困難例には嫌気性菌を対象とした経口抗菌薬を選択します．

肺炎の状態が悪い場合は，**入院にて抗菌薬の投与と禁食管理**とします．入院の場合の抗菌薬は，ペニシリン系か広域セフェム系の使用が第一選択として推奨されていますが，明確なガイドラインはなく，経験的な投与が行われています．反復性の場合は，抗緑膿菌性の抗菌薬を選択します．誤嚥性肺炎の多くは複数菌が関与し，喀痰から検出された菌が必ずしも起因菌とはいえません．初期治療では，強力な抗菌薬を必要としない場合も多く経験します．

高齢者の嚥下機能は，**使わないと数日で廃用**を起こす場合があります．そこで経口摂取禁止期間中でも間接訓練による嚥下リハビリテーションが必要です．**経口摂取禁止期間は，なるべく短期間**にします．病棟の看護師や嚥下認定看護師や言語聴覚士（ST），さらに介護士や家族が，空嚥下運動を意識させて行うだけでも訓練になります．舌の運動やアイスマッサージよりは，喉頭を挙上させるような「ゴックン運動」や会話を行うだけでも違います．発声に使用する筋肉は，嚥下関連筋群と重複しています．睡眠薬や鎮静薬や抗精神病薬は，意識レベルや嚥下反射を低下させるので，極力投与を控えます．

全身状態が落ち着いたら，早期に経口摂取を開始する必要がありますが，嚥下機能に合った食事形態を選択することが重要になります．これに失敗すると誤嚥性肺炎を再発させることになります．また早期に離床

させ，歩行訓練を行い，呼吸機能と体力の回復を図ります．禁食期間が長いと栄養状態が悪化し，体重が減少します．補助栄養などにより栄養状態の改善を図ります．体力が回復すれば，誤嚥のリスクも減少します．嚥下性肺炎の起因菌として肺炎球菌が多いので，肺炎球菌ワクチンを接種することにより，誤嚥性肺炎の発症率を低下させたという報告もあります．

## 症例 11 重症の嚥下障害

症　例：76歳，男性．

主　訴：**食事のムセ．咳と痰が多い．**

受診前の経過：パーキンソン病，Yahr重症度分類：Ⅳ度にて治療中．1年前から全粥食の経口摂取を指示されていたが，怠っていました．1年間で体重が9kg減少していました．

初診時所見：体温37.5℃．嚥下内視鏡検査（VE）をすると，嚥下反射の惹起遅延が著明で，液体で誤嚥を認め，咳で声門下から黄色膿性痰が多量に喀出された．兵頭スコア：9点，胸部X線写真で両肺野に陰影．WBC：12000，CRP：22.78，Alb：3.2，プレアルブミン：16.1（正常値：22.0〜40.0）．

治　療：全身状態が悪く，外来での肺炎治療は困難であると判断し，入院での肺炎治療をお願いしました．

**まとめ**

**指示された食事形態を守らないと，重症な誤嚥性肺炎を発症して入院加療が必要になります．**

### コラム 一側嚥下（側臥位＋頸部回旋）

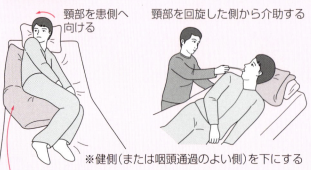
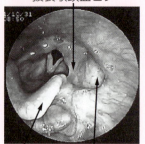

健側を下にした姿勢で，健側の梨状陥凹を拡大して重力を利用して食塊を咽頭側壁に流し込む．食塊の咽頭通過障害を改善する方法です．

### コラム 不顕性誤嚥（ムセのない誤嚥：silent aspiration）

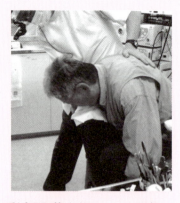

誤嚥したときに，ムセや咳など反応を示さない誤嚥を指します．その診断法は，食事中にムセがなくても食後に痰が増えるようであれば**食物誤嚥**を疑い，一口ごとに咳をさせる，食後に写真のように上半身を十分に倒して誤嚥物を喀出させます．

食事に関係なく常時咳をしている場合は**唾液誤嚥**を疑い，口腔ケアを十分に行いますが，口腔ケアの洗浄液を誤嚥させないように注意します．食後や夜間に，ゲップや胸やけや呑酸感を認めるときは，**胃食道逆流誤嚥**を疑い，食後1時間は座位を保ち横にならない，食事は少量ずつ摂取し，満腹にならないように注意します．

## コラム 嚥下機能と呼吸機能と体力の関係

　体力の一つの目安として**握力**を測定すると，嚥下機能と相関することがすでに報告されています（図48）．また**呼吸機能**と嚥下機能も相関することも報告されています（図48）．また誤嚥あり群と誤嚥なし群を比較検討すると，誤嚥あり群は自立歩行例が少ないのがわかります（図49）．

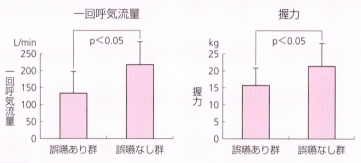

**図48** 誤嚥あり群となし群の一回呼気流量，握力の検討
（西山耕一郎．嚥下医学．2014；3(1)：67-74）

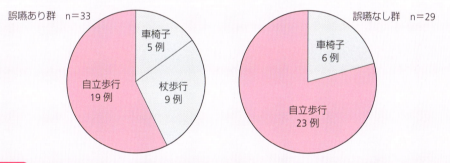

**図49** 嚥下機能と歩行状態（西山耕一郎．嚥下医学．2014；3(1)：67-74）

## コラム 困ったリハビリテーション依頼

　嚥下リハビリテーションを受ければ，全員が常食経口摂取可能になると思いこんでいる家族がいます．嚥下リハビリテーションには適応と限界があります．また，嚥下リハビリテーションを受けるためには，ある程度は意識が清明で従命に従い，ある程度はリハビリテーションに耐えられる体力が必要となりますし，食物を用いたリハビリテーションでは誤嚥性肺炎発症の危険も伴います．

### コラム　誤嚥性肺炎の治療は，必ず禁食が必要か？

　誤嚥性肺炎の治療は，**禁食が原則**とされています．禁食のためには入院が必要ですが，高齢者を入院させると環境が変わるために認知症が悪化し，夜間せん妄が起き，大騒ぎして点滴抜去，ベット上に抑制されて絶対安静状態．すると廃用が進んで，独歩で入院したのに 3 日で歩けなくなり，嚥下もできなくなり，誤嚥性肺炎は悪化……のような症例を経験します（図 50）．肺炎と嚥下機能にもよりますが，症例 9（63 ページ）の患者さんは，外来で嚥下機能に対応した食形態の経口摂取をしながら肺炎の治療を行い，誤嚥性肺炎は改善して入院を回避しました．その後数年間，元気に外来通院されています．

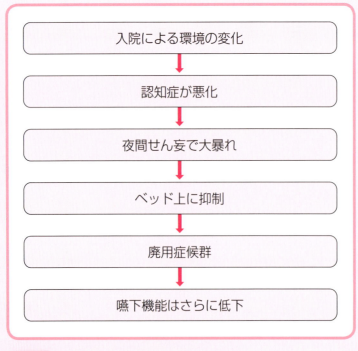

図 50　高齢者を入院させると

## コラム　誤嚥に対する対処法

　嚥下障害は，摂食・嚥下のすべての過程と**全身状態**が大きく関与しますが，現状では，摂食・嚥下障害の治療やリハビリテーションの場面で，**口腔機能の改善のみを主体**とした取り組みが行われることが少なくありません．その結果，個々の症例の嚥下障害の病態を考慮せずに，病態を無視した画一的なリハビリテーションが施行されているケースがあり，本質を見誤った治療が行われている可能性があります．つまり口腔期のみにケアを行うと，唾液誤嚥による嚥下性肺炎の発生率低下や口腔内知覚の改善という観点ではすばらしい反面，**咽頭期嚥下障害**の根本的な解決にはつながりません．つまり喉頭挙上，喉頭閉鎖，食道入口部の開大（輪状咽頭筋弛緩）には対応していません．また嚥下障害における優先事項である**肺炎の治療**，**栄養管理**，**悪性腫瘍の除外診断**といった，全身に対する重要な側面も不十分となります．

　嚥下障害は肺炎とのせめぎ合いです．肺炎の診断と治療が重要です．医師が診断と治療を行い，責任をとります．

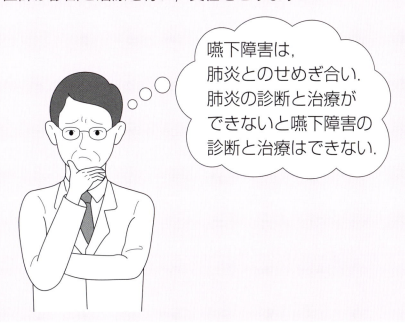

嚥下障害は，肺炎とのせめぎ合い．肺炎の診断と治療ができないと嚥下障害の診断と治療はできない．

# 16 高齢者の胃瘻（PEG）について

　高齢者に対する胃瘻（図51）の造設は，社会問題となっています．確かに胃瘻は，栄養管理を目的とした場合には非常に有効な手段です．しかしながら最近行われた，医師に対するアンケート調査では，約7割の医師が高齢者の胃瘻の造設には反対しています．安易な胃瘻の造設は，患者や家族の幸せに結びつかず，むしろ弊害となるとの意見が多数です．今後は，適切な胃瘻の造設と嚥下リハビリテーションが，日本の高齢者医療の重要な指標になると考えます．胃瘻の造設前には，治療により改善が見込めるか，患者本人とご家族の価値観，死生観を十分にふまえた上で，意志決定がなされるべきであると考えます．

**メリット**：栄養と水分を十分に入れることができます．それにより体力が回復して，再度経口摂取が再開できる症例は10～20％あるといわれています．介助の負担は軽減します．栄養管理は胃瘻にて行い，おたのしみ程度に経口摂取を続けることもできます．

**デメリット**：少量なら口から食べることができる症例でも，PEGを造ると経口を禁止されてしまい，すると嚥下機能の廃用が進みます．**唾液誤嚥**や**逆流誤嚥**による**肺炎**は防げません．

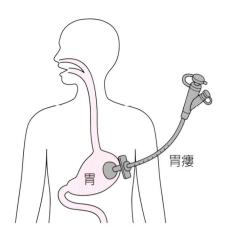

**図51 胃瘻**
嚥下機能の回復が期待できる症例は，胃瘻の適応があります．経鼻チューブは，嚥下リハビリの障害になる場合があります．胃瘻と経口摂取の併用ができる場合もあります．胃瘻を作ることにより，早期に退院可能な場合もあります．老衰例に胃瘻を作ることは意見が分かれます．

胃食道逆流誤嚥が増えるので，それによる逆流誤嚥性肺炎が増えます．経管栄養剤により，慢性の下痢，微量元素の欠乏などにより体力が回復しない場合があります．

## 症例 12 高齢者で経口摂取を続けている症例

**症　例**: 98 歳，女性．

**主　訴**: 食事中にムセる．

**受診前の経過**: 房室ブロック，慢性心不全，認知症（要介護度 5）．誤嚥性肺炎の既往あり．

**初診時所見**: 起立不能．リクライニング車椅子．意識あり．発話はあるが発語不明．従命に従わず．栄養状態は比較的良好．2 年前より食事は 1 日 3 回，ミキサー食を背上げ 60 度で全介助にて経口摂取している．時々ムセるが，発熱なし．嚥下内視鏡検査にて兵頭スコア: 8 点．

**まとめ** 高齢であっても胃瘻を選択せずに，家族の介助で経口摂取を続けている症例もあります．

## コラム ある家族からのコメント

① 老衰は，順番ですから仕方がありません．でも何なら食べられますか？

② 老衰だとわかっていますが……悔いのない医療を受けさせてあげたい．

③ できれば「ピンピンコロリ」と……行かせてあげたい．

## 17 経管栄養剤による下痢

　経腸栄養剤により下痢が誘発されている場合には，最近は**半固形化**が推奨されています．また経管栄養剤を**ミキサー食**（図52）に変更すると，手間は増えますが下痢は劇的に改善でき，家族の経済的負担も減らせます．半固形化栄養剤やミキサー食にすると胃の蠕動運動に乗るので，10分程度で入れることが可能で，下痢を防げます．ミキサー食は普通の食事をミキサーするので，微量元素が含まれており「体調がよくなった」「体重が増えた」「食物のにおいを嗅げるので嬉しい」などの感想をよく聞きます．胃瘻の太さは18Fr以上にします．

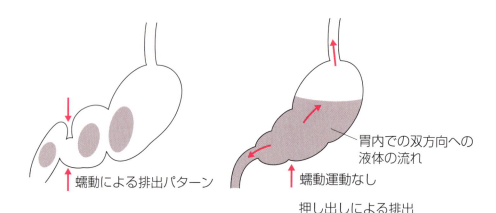

半固形物は蠕動に乗る，液体は蠕動に乗らない

**図52** ミキサー食や半固形化栄養剤のメリットは？

ミキサー食注入のメリットは，
1. 栄養の内容がよい
2. 短時間で注入できる
3. 消化管ホルモンも生理的に分泌させる
4. 家族と一緒に食事を楽しむことができる：食べ物のにおいもするし，家族と同じものを食べているという，本人と家族双方の満足感が得られます

ミキサー食の具体的な作り方は，お粥とおかず（シチュー，八宝菜，五目煮など）を混ぜ，ミキサーにかけ荒目の茶こしで漉します．入院中であれば，おかずとミキサー食と重湯に変更し，重湯と混ぜて茶こしで裏漉し，エレシュアと混ぜます．注入中に詰まったら，注入チューブの継ぎ目の細くなった所をもむか，注射器で圧力をかけます．

## コラム 家族からの多い質問 ②

　90歳近い高齢者の家族から多い質問で，「おじいちゃんの飲み込みをよくする薬はないのか？」「どこかを切れば飲み込みがよくならないのか？」といった質問をしばしば受けます．そのような時は，「年を取ると走るのが遅くなるのと同じように，飲み込みの機能も低下します．年齢変化による嚥下機能低下ですから，若返りの薬や手術はありません．**嚥下機能は全身の体力に相関します**．普段から体力を低下させないように**栄養に注意**して，**こまめに運動**することが大切です」と答えています．近年，嚥下機能を改善する薬の報告がいくつかあります．使用効果が実感できるような薬剤の出現を待ち焦がれています．

## コラム 老々介護で近くに親類がいない場合は？

　老々介護で，近くに親類おらず，キーパーソンも不在で途方にくれる症例がある．そのような場合は，地域の**包括支援センター**や**福祉事務所**，病院であれば医療相談室の**ソーシャルワーカー**に相談し，遠い親類を探してもらうとよい．

# 18 摂食・嚥下リハビリにかかわる職種差

　アメリカでは，SLP（speech language pathologist，日本の言語聴覚士〔speech therapist：ST〕に相当）が医師より摂食・嚥下リハビリ依頼があると，診察して診断し，検査から訓練法の指示，実際の訓練と再評価まで行います．VF は医師が撮影ボタンを押し，VE も医師の監督下に行います．アメリカの摂食・嚥下学会の会員構成比率は，SLP（ST）が約60%，医師が約30%，歯科医師4%です．ところが日本の摂食・嚥下学会の会員構成比率は，ST が約40%，歯科医師16%，医師が11%，看護師が11%，栄養士が7%，歯科衛生士が5%，理学療法士（PT）が3%，作業療法士（OT）が3%と，アメリカと日本は大きな違いを認めます．

## コラム　歯科依頼する症例

　う歯の症例は歯科依頼を行います．また口腔内が汚いと，液中の細菌が増えて肺炎を誘発する場合があるので，食事前後と寝る前には歯磨きをします．口腔ケアは，認知機能や口腔知覚改善に好影響を与えます．義歯も食事前に洗浄します．**義歯に不適合**がある場合は誤嚥のリスクが増えるので，調整が必要で歯科依頼をします．また鼻咽腔逆流防止に軟口蓋挙上装置（palatal lift prosthesis：PLP）や，高口蓋や舌の運動障害例に舌接触補助床（palatal augmentation prosthesis：PAP）の作製依頼をする場合もあります．

# 19 多職種連携

　嚥下障害の対応には，**多職種連携**が必要です．それぞれの職種が，**自分は何が得意か？　何が不得意か？**　を考え，患者さんに必要なベストの知識と技術を提供すべきであると考えます（表 10）．「たまたまできるからやってみた」では困ります．多職種で連携すると仕事の領域が重なり，ライバル心が生まれますが，その分よくみるようになるのでミスが減ります．嚥下に関連した他職種や他診療科と密接な連携を取るためには職種の垣根を取り払い，医師に対して忌憚のない意見を言えるようにする雰囲気づくりが必要です．その一方，医師はその専門性を生かすべく**誤嚥性肺炎の診断と治療，窒息の危機管理**や**栄養管理**など自分の専門領域の研鑽に常に努め，自分の手に負えなければお茶を濁すのではなく，しかるべき他科医師や他職種に相談すべきです[35, 36]．**喉頭疾患**や**気管切開症例**は，耳鼻咽喉科医か気管食道科専門医に紹介する必要があります．特定の職種だけで診療していたために，不当に経口摂取を禁止されていた症例も報告されています[37]．

## コラム 困った内視鏡検査の売り込み

　最近，「新しく器械を購入したので内視鏡検査を始めました」という売り込みを見かけますが，内視鏡検査は**熟練**が必要です．たとえば新たに "お寿司" を始めましたという店で，いきなりお寿司を注文しますか？

**表10** 嚥下障害に対する主な各職種の役割

| | |
|---|---|
| 医師 | 肺炎の診断と治療，栄養管理を含めた全身管理，リスク管理，検査，訓練指示，ゴール・治療方針の最終決定，病状・治療方針の説明と同意 |
| 言語聴覚士（ST） | 口腔機能，基礎訓練，摂食訓練，構音訓練，高次脳機能評価と治療 |
| 理学療法士（PT） | 頸部体幹訓練，体力アップ，一般運動療法，肺理学療法 |
| 作業療法士（OT） | 失認・失行評価と治療，姿勢，上肢の訓練と使い方，食器の工夫，自助具 |
| 看護師 | バイタルサイン，薬の投与，点滴，経管栄養，気切カニューレ，口腔ケア，摂食介助，摂食・嚥下訓練，精神的サポート，家族指導 |
| 看護助手 | 口腔ケア，摂食介助 |
| 介護者（家族） | 口腔ケア，摂食介助，精神的サポート |
| 栄養士，管理栄養士 | 嚥下食供給，カロリー・水分など栄養管理，嚥下食の作り方の指導・紹介 |
| 薬剤師 | 調剤（院外処方），嚥下しやすい薬剤の調整，薬効の説明 |
| 歯科医師 | う歯，歯周病など口腔の疾患，義歯の調整など |
| 歯科衛生士 | 口腔ケア，口腔衛生管理 |
| 放射線技師 | 嚥下造影 |
| ソーシャルワーカー | 環境調整，関係調整，社会資源紹介 |

(聖隷三方原病院嚥下チーム．嚥下障害ポケットマニュアル　第2版．東京：医歯薬出版；2003．p.69より改変)

## 症例 13 多職種連携が有効であった症例

症　例: 75歳, 男性.

主　訴: 口から食べたい.

受診前の経過: 中咽頭腫瘍にて, 某大学病院にて化学放射線療法の後, 誤嚥性肺炎にて胃瘻造設され経口摂取を禁止された状態で退院となり, 某**耳鼻咽喉科**を紹介受診しました.

初診時所見: 咽頭残留, 喉頭知覚低下, 嚥下反射の惹起不全, 喉頭挙上速度および距離低下, 咽頭収縮不良, 食道入口開大不全による誤嚥を認めました. 抗精神病薬6種類をすべて中止し, バルーン拡張法を行い, 低栄養に対して経管栄養の増量を指示しました. 某病院**言語聴覚士**（ST）へ嚥下リハビリテーションを依頼し, 地域**内科医**に肺炎管理をお願いし, 訪問**看護師**へ全身の観察と口腔ケア, 環境調整を依頼し, **歯科**へ開口障害への治療を依頼しました.

その後の経過: 経口摂取が可能になり, 胃瘻は抜去され, 社会復帰しました.

**まとめ** 嚥下障害の対応は**多職種連携**が必要です. 忌憚のない話し合いの上で, それぞれの職種が自分の得意な分野を担当します.

## 症例 14 嚥下機能が自然に軽快していた症例

症　例: 59歳, 男性.

主　訴: 口から食べたい.

受診前の経過: 脳梗塞後遺症にて誤嚥性肺炎を繰り返し, 6カ月前に胃瘻を造設されていました. 5カ月前に高齢者施設に転院し経口摂取は禁止されていましたが, 隠れ食いをしても肺炎は発症していませんでした. 嚥下機能評価目的に受診しました.

初診時所見: 独歩で受診, 認知症中等度, 体温36.5℃, 痰なし, 呼吸回数・呼吸音正常. 嚥下内視鏡検査（VE）をすると, 咽頭残留はなく, 嚥下反射の惹起遅延は軽度, 喉頭挙上は良好, 食道入口開大良好で, 喉頭知覚は若干低下していましたが, 液体で喉頭流入を認めるだけでした. 胃瘻からの経管栄養投与量は5カ月前より600kcal/日で, Alb: 4.5, TP: 7.6,

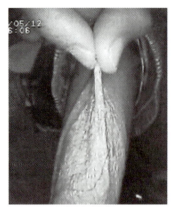 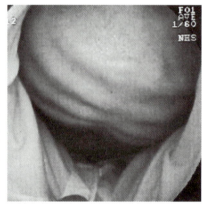

**図53** 皮下脂肪がなく, 肋骨が浮き出て飢餓状態であるのがわかります. 脂肪がない状態で体重が30〜40%まで喪失すると死にいたることもあります.

身長: 172cm, 体重: 42kg, BMI: 14.2 (皮下脂肪はなく痩せていました; 図53), WBC: 4500, CRP: 0.01.

治　療: 常食の経口摂取が可能と診断しましたが, **リフィーディング症候群**を心配し, 栄養士に少しずつ食事を摂取させるようにお願いし, 胃瘻は抜去可能であることを主治医に伝えました.

**まとめ** 時期を決めて嚥下機能を再評価することが必要です. 飢餓状態時にいきなり多量に栄養を入れるのは危険です.

## コラム 定期的な嚥下機能評価は必要！

　何らかの原疾患を発症し, 一時的に嚥下機能が低下しても, 原疾患が軽快すると, 嚥下機能も軽快して経口摂取可能になっている症例は少なからず存在します.

## コラム リフィーディング症候群（過栄養症候群）

　リフィーディング症候群（refeeding syndrome）とは, 飢餓状態での急激な栄養投与が**致死的**な全身合併症を引き起こす病態です. 飢餓状態から急激な栄養投与を行った場合には, 血管内から細胞内に糖や電解質などが急激に移行するため, 重篤な低血糖を起こしたり, 血管内の電解質のバランスが崩れるため, 低P血症, 低K血症, 低Mg血症, ビタミンB1欠乏などにより重篤な不整脈を生じ, 心停止に陥ることもあることが知られています. 日本では数十年前より, 飢餓状態で収容された方々には「<ruby>力水<rt>チカラミズ</rt></ruby>」と称する砂糖水を与えてから徐々に薄いお粥から与えるといった, とても理にかなった治療が行われてきました.

## 20 嘔吐への対応

　嚥下障害の方は，食事後や経管栄養注入後に**嘔吐**を経験します．嘔吐後は吸気になるので，高率に吐物を気道内に誤嚥します．吐物には胃酸が含まれており，また経管栄養剤は脂肪分が多いので肺に対して組織障害性が高く，高率に**重篤な肺炎（メンデルソン症候群）**を発症します．嘔吐を確認したら，① 上半身を十分に倒して，咳をさせて出させる（図54）．② 顔を横に向けて，指にガーゼ等を巻きつけて，吐物をかき出します．③ 口腔内と咽頭を嘔吐させないように注意して吸引します．④ 難しいですが，できれば気管内も吸引します．⑤ 再嘔吐による吐物での窒息を防ぐためにコーマポジション（回復体位）（図55）にします．

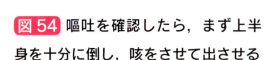

**図54** 嘔吐を確認したら，まず上半身を十分に倒し，咳をさせて出させる

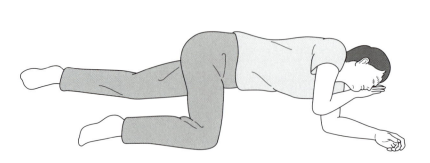

**図55** コーマポジション

# 21 認知症による食べムラの対処

## 症例 15 認知症による食事拒否例 ①

症　例: 80歳, 男性.

主　訴: 食事を食べない.

受診前経過: 全粥を経口摂取で, 液体にはトロミ剤を使用していました. 3カ月前より食べる量が減少し, 昼間寝ている時間が増えてきました. 2カ月前よりベッドから起きなくなり, 座位にすると寝てしまいます. 1カ月前より食事をほとんどとらなくなり, 主治医より嚥下機能評価目的で診療依頼がきました.

初診時所見: 往診にて診察しました. 発熱なく, 呼吸音正常で, 意識はありますが従命に反応せず, 発話は著明に減少していました. VE検査では, 嚥下機能はやや低下していましたが, 全粥（レベル4）であれば, 経口摂取可能であり, 認知症による食事拒否症（拒食症）と診断しました. 抗認知症塗布薬を処方すると, 発話が増え, 少しずつ食べるようになりました.

まとめ　**認知症による食事拒否症（摂食障害）は, 抗認知症薬が有効な場合があります.**

## 認知症による食事拒否例 ②

**症　例**: 89歳，女性．

**主　訴**: 食事を食べない．

**受診前経過**: 高齢者施設に認知症で数年前より入所していました．偏食が強く，アンパンのみの食事を続けていましたが，2カ月前より食事をとらないと嘱託医師より往診依頼がきました．

**初診時所見**: 往診にて診察しました．発熱はなく，呼吸音正常で，意識はありますが従命に反応せず，発話は認めませんでした．栄養状態は不良で，BMI：14.6と飢餓状態でした．VE検査では嚥下機能はやや低下していましたが，全粥（レベル4）であれば経口摂取可能であり，認知症による食事拒否症（拒食症）と診断しました．嘱託医師に診断結果を伝え，嘱託医師は胃瘻にするかどうかをご家族に相談しましたが，ご家族は胃瘻を選択されませんでした．

> **まとめ**
>
> 認知症による食事拒否症（摂食障害）に対する胃瘻の問題は，非常に悩ましいです．甘い物を好む場合を多く経験します．時間の経過とともに経口摂取を再開する場合もあります．アルツハイマー型認知症は，嚥下機能が低下する場合はまれですが，レビー小体型認知症は早期より嚥下機能が低下します．

**認知症の方が，食事を食べない**＝食事拒否症＝摂食障害の例は，近年増加しています．

　対処法のいくつかを考えてみましょう．

① 食事介助者は，"明るく笑顔で"の声かけにしましょう．ボディータッチもかなり有効です．上から目線で命令すると"反発して拒否"が全面に出ます（図 56）．
② 食事品数は少なめに，好きな物を"一品ずつ""無地の皿で"出す，1 回の食事量も"少なめ"にしましょう．以前好きだった食べ物，子供の頃の思い出の郷土料理などで試してみましょう．認知症の人は，嚥下機能がよい場合も多いので，"嚥下食"や"トロミ"を嫌っている場合もあります．
③ 料理の味付けは，しっかり味のあるものにしましょう．甘い物を好む場合が多いです．料理の温度も，熱い物は"熱く"，冷たい物は"冷たく"しましょう．一口で食べられる大きさに，色合い，形など食欲をそそる工夫をしましょう．
④ "おにぎり"や"パン"など手でつかんで食べられる形態にしてみましょう．使っている食具も使いやすい形態にしてみましょう．介助者がスプーンなどで介助する時に動かす速度も重要で，早く動かすと口

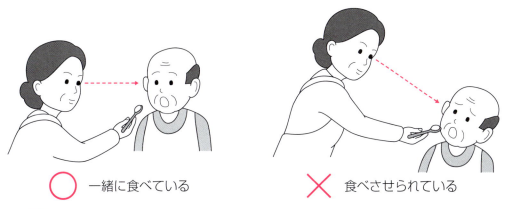

○ 一緒に食べている　　　　× 食べさせられている

**図 56** **食事の介助は，上から目線はよくありません**

を開けて食べる人と，ゆっくりでないと口を閉じてしまう人もいます．

⑤ 無理に口を開けようとすると歯をくいしばって口を開けない人でも，介助者が人指し指と親指で，上下の唇を軽く押し開くと，口を開けてくれる場合もあります．スタッフが"毒味"をしたら食べてくれた方もいます．

⑥ 食事に時間をかけましょう（ただし1時間以内）．無理に急がせないようにしましょう．

⑦ 周囲や他人を意識させないようにしましょう．食事以外に気になることがあるとダメです．食事の場所を変えてみましょう（景色のよい窓側，個室など）．

⑧ 必要以上に頻繁に大声で話しかけないようにしましょう．声かけは耳元で行いましょう．

⑨ 他人の食事を食べてしまっても，しからないようにしましょう．

⑩ 一時的に食べなくなっても数カ月後に食事を再開することをしばしば経験します．

⑪ "のど（喉）にがん"があり痛くて食事を食べない場合や，通過障害があり食べない場合もあるので，一度，**耳鼻咽喉科医師**の診察を受けることも重要です．

（葉山グリーンヒル管理栄養士 木村麻美子監修．横浜嚥下障害症例検討会 http://ameblo.jp/yokohamaenge/entry-11600938451.html より引用）

## コラム 認知症で着色水を飲んでくれない時

重度の認知症や高次脳機能障害では，着色水や造影剤を飲むのを拒否する場合があります．このような場合の嚥下機能評価は難しく，たとえ無理やり嚥下させても正しい評価かどうか，悪性腫瘍が隠れて痛くて飲まないのではないかと悩むことがあり，症例によっては嚥下機能評価には限界があります．

# 22 嚥下障害の具体的対応法

## 1 嚥下障害の診療の進め方（図57）

嚥下障害の対象患者が受診したら以下の手順で診療を進めます．

### 1．対象患者

まず挨拶をします．患者さんに礼を尽くせば，以後の診療がスムーズになります．

### 2．問診

問診は重要です．嚥下障害の発症や経過は，対応法の予測に重要である．また食事時にムセるか？　液体でムセるか？　食後に痰が増えるか？　食後に咳が出るか？　食事時間は何分か？　30分以上か？　錠剤がつかえないか？　体重が減少してきたか？　胃から酸っぱい液が胃からのどに戻ってくるか？　夜に咳で寝れないことがあるか？　肺炎の既往はあるか？　などを聞くことが必要です．

### 3．精神・身体機能，気管支炎・肺炎の有無，栄養状態の評価

嚥下機能は，全身状態に大きく左右される．嚥下機能を低下させる疾患，体力を低下させて嚥下機能を低下させるさまざまな要因が複雑に関与するので，全身を診察します．また認知能，高次脳機能，精神状態，気管支炎・肺炎の診断，栄養状態の評価，神経学的検査など，全身を評価する必要があります．食物を誤嚥しても気管支炎や肺炎を発症せずに，不顕性気管支炎や不顕性肺炎の症例をしばしば経験します．肺に炎症があるとカロリーを消費して痩せていきます．

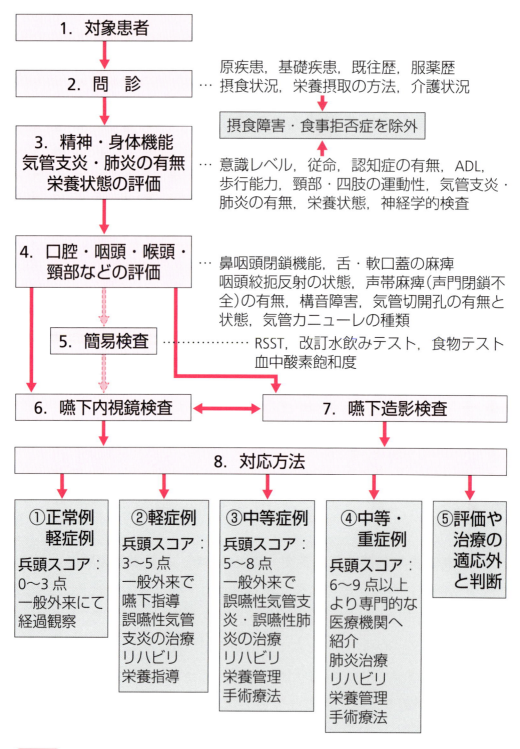

**図 57** 嚥下障害診療アルゴリズム
（嚥下障害診療ガイドライン耳鼻咽喉科外来における対応．2012年度版．改）

## 4．口腔・咽喉・喉頭・頸部・全身などの評価

　口腔・咽喉・喉頭・頸部などの局所と全身の診察も，嚥下障害の病態診断には欠かせません．嚥下障害が悪性腫瘍や神経・筋疾患の初発症状の場合もあります．気管切開孔が嚥下障害を引き起こしている場合もあるので，気管カニューレは抜いて調べます．

## 5．簡易検査

　簡易検査は，スクリーニングと経過観察を簡便に行えるので有用ですが，嚥下内視鏡検査や嚥下造影検査が可能であれば省略できます．

## 6．嚥下内視鏡検査（VE）

　嚥下内視鏡検査は，内視鏡操作に習熟した医師が行うことが推奨されています．操作に未熟だと痛がらせてしまい正しい嚥下機能評価は行えません．嚥下機能評価には**兵頭スコア**を使用して客観性のある所見をとるようにしますが，咽頭期を直接観察できないので，**判定には経験が必要**です．食物テスト（フードテスト）は必須ではなく，確認的意味合いや，経験の浅い人への指導的意味合いが強い．経験の浅い検者ほど誤嚥の有無のみの判断になりがちです．嚥下内視鏡検査で診断に迷ったときは，嚥下機能評価検査でもっとも優れている**嚥下造影検査**を施行すべきです．直径 5.0mm 以上の太い内視鏡は，嚥下機能を著明に低下させるので嚥下機能評価には適しません．直径 3mm 台の細い内視鏡が推奨されます．

## 7．嚥下造影検査（VF）

　嚥下造影検査は，造影剤または造影剤を含む食物を嚥下させて，造影剤の動きや嚥下関連気管の状態と運動 X 線透視下に観察する嚥下機能検査です．口腔期，咽頭期，食道期を詳細に評価することができるので嚥下機能評価として一番推奨される検査です．検査時に誤嚥を伴う危険

性があるので，**吸引設備**の準備は必須です．側面と正面の２方向での
透視検査を行います．

誤嚥の有無のみの診断ではなく，誤嚥する原因である嚥下運動の異常
所見（表11）を診断し，どうすれば誤嚥のリスクを減らせるかを検査
で探すことが重要です．

## 表11 嚥下運動の異常所見と主な対処法

| 所見 | 主な対処法 |
| --- | --- |
| 早期咽頭流入 | 頸部（軽度）前屈位，食形態の工夫，トロミ剤使用 |
| 嚥下反射惹起遅延 | 頸部（軽度）前屈位，食形態の工夫，トロミ剤使用，リクライニング位，嚥下反射の促通，感覚刺激の増大，アイスマッサージ（効果は意見が分かれる） |
| 舌運動障害・舌痩せ | 舌の可動域訓練，後屈位，アンカー強調嚥下 |
| 咽頭残留 | 複数回嚥下，交互嚥下，嚥下後の発声確認，随意的咳嗽，うなずき嚥下，アンカー強調嚥下，舌突出嚥下訓練 |
| 喉頭知覚の低下 | 氷なめ訓練 |
| 鼻咽腔閉鎖不全 | ブローイング訓練，鼻つまみ嚥下，PLP，咽頭形成術 |
| 喉頭挙上障害喉頭下垂 | 頸部（軽度）前屈位，息こらえ嚥下，メンデルソン法，嚥下おでこ体操，頸部当尺性収縮手技，シャキア訓練，リクライニング位，喉頭挙上術 |
| 食道入口部開大不全 | 食道バルーン拡張術，頸部突出法，頸部回旋位，シャキア訓練，輪状咽頭筋切除術 |
| 反回神経麻痺（声帯麻痺） | 息こらえ嚥下，頸部回旋位，（プッシング法），声帯内方移動術（注入術・甲状軟骨形成術等） |
| 喉頭流入 | 頸部（軽度）前屈位，息こらえ嚥下，食形態の工夫 |
| 誤嚥 | 咳・排痰訓練，ハフィング法，息こらえ嚥下，呼吸パターン訓練で嚥下後呼気で誤嚥を防ぐ，リクライニング位，重度な場合は誤嚥防止術（音声機能は廃絶する） |

（嚥下障害診療ガイドライン2012改．日耳鼻神奈川県地方部会 嚥下障害診療テキスト）

## 8．対応方法

　嚥下障害例は，常に**気管支炎・肺炎・窒息**の危険性があります．症状が経過とともに変動し，肺炎を発症し生命の危機に瀕する場合や，**悪性腫瘍**や**神経・筋疾患**が潜在していることもあるので，慎重に経過観察します．経過観察時には，体温，痰の量と性状，ムセの状態，食形態，食事時間，体重変化に注意します．食事でムセていなくても痰の量が増え黄色に変化している場合や，食事摂取量が同じで体重が減少する場合は誤嚥を疑います．加齢変化で嚥下機能や全身機能が低下してフレイルから老衰になるが，家族が加齢変化を認めたくない場合があります．家族の心情に配慮しながら，時間をかけてわかりやすく，繰り返し説明します．

① **正常例・軽度嚥下機能低下例**は，外来にて**経過観察**します．

② **軽度嚥下機能低下例**は，明らかな誤嚥を認めず，**嚥下指導**で対応する症例が対象です．認知能と体力が保たれており，食形態や姿勢調節の指導などにより誤嚥のリスクが減らせて経口摂取が可能と判断でき，かつ誤嚥性気管支炎の診断と治療に責任を持つことができる場合に対応します．

③ **中等症嚥下機能低下例**で，誤嚥を認め，**誤嚥性気管支炎・肺炎**の対応が必要な症例です．

④ **中等・重症嚥下機能低下例**で，詳細な嚥下機能評価が必要で，より**専門的な嚥下リハビリテーション，栄養管理や外科的治療**を要する症例です．

⑤ **評価や治療の適応外症例**で，全身状態や意識状態が悪い，合併症により検査や治療が行えない，患者が経口摂取の希望や意欲が無い症例や，誤嚥のリスクに対する受け入れができない症例です．

★ 嚥下障害は全身症候の中の1症候であり．全身の解剖・生理学的理解を要する病態で，誤嚥性肺炎の管理が最大の問題となります．誤嚥性肺炎の入院費用は，1回あたり約70〜100万円といわれて

います．誤った嚥下機能評価や嚥下リハビリテーションは，無駄
な医療費を増大させます．

## ② 高齢者の嚥下障害例の栄養と肺炎管理について

　経口摂取にリスクがあると，禁食にして**胃瘻**や**中心静脈栄養（TPN）**
などを選択する風潮もありますが，ミキサー食を経口摂取できれば，経
管栄養を回避することができます．数年前は早期退院目的に胃瘻が乱造
されたが，今は逆に必要な胃瘻を逃避する傾向があり混迷を極めていま
す．改善できる見込みがある症例には，胃瘻造設を推奨すべきでしょ
う．

　**フレイル**注1とは，「老いに伴う心身の衰え」≒**体力低下**であり，**歩行
速度，握力，体重減少，倦怠感，活動度**などで評価されます．フレイル
の有症率は，年齢とともに増加し，**フレイルが進んだ状態**が**老衰**です．
サルコペニアを合併していることもあり，予防は筋肉量を減少させない
ことです．治療としては，負荷運動や，低栄養を予防する食事（とくに
タンパク質，アミノ酸，ビタミン類の摂取）とされています．**嚥下機能
は体力に相関**するので，日頃からよくしゃべって，運動し，バランスよ
く食事を摂取することが大切です．一度体力を低下させると，回復させ
るには何倍も労力と時間が必要になります．

---

注1:
**フレイルの定義：**（長寿医療研究センター病院レター第49号）
1. 体重減少…意図しない年間4.5kgまたは5%以上の体重減少
2. 疲れやすさの自覚…なにをするのも面倒，なにかを始めることができない，と週
   に3〜4日以上感じる
3. 活動量低下…1週間の活動量が男性：383kcal未満，女性：270kcal未満
4. 歩行速度の低下…標準より20%以上の低下
5. 筋力低下…標準より20%以上の低下

＊3つ以上該当でフレイル，1，2つのみ該当でプレフレイル

人間で必要な栄養が不足すると必要カロリーを得るために，まず肝臓にある一日分の**糖質**を使用し，次に**脂肪**を分解してカロリーにし，最後に**筋肉を分解**してカロリーを得ようとします．**人間の脳が一日に必要な最低量のグルコースは 100g＝400kcal** とされています．空腹感の辛さを感じるのは 3 日間程度であり，それ以降は辛さを感じなくなります．

　1989 年に Rosenberg が加齢にともなう**筋肉減少**を**サルコペニア**と提唱し，2013 年に Chen らが**握力**と**歩行速度**で評価すると報告し，2015 年に飯島が下腿ふくらはぎの**筋肉減少**はサルコペニアのリスクであると報告しています．

　数年前，肺炎はウイルスか細菌だけが原因であるとされてきましたが，最近は食物でも肺炎を発症することが指摘されています．また以前，**誤嚥性肺炎は唾液誤嚥が原因とされていたが，最近は食物誤嚥が多い**と指摘されています．何をどれだけ誤嚥すると肺炎を発症するかは，完全には解明されていません．

　**老衰**になると飲み込む力がなくなり，無理に経口摂取させると食物が肺に入り肺炎を繰り返します．食物誤嚥を防ぐために禁食にすると経口では栄養が入らず，代わりに**末梢血管**から点滴するが十分なカロリーは入りません．そこで AHN ガイドライン（高齢者嚥下障害の人工的水分・栄養補給導入）に沿って栄養管理を行います．老衰例に**胃瘻**を造設すると平均 2 年程度の延命が期待できますが，唾液誤嚥や胃食道逆流誤嚥による肺炎は防げず，結局は誤嚥性肺炎を繰り返して亡くなります．

　老衰例を自然に任せると**脱水**と**低栄養**になり，そのため**傾眠**となり苦しみません．ところが無理に水分や栄養を入れると，**浮腫**や**腹水貯留**，**肺水腫**から痰が増えて苦しませてしまいます．老衰で食べられないのは，水分や栄養を処理できないのを自分で補正しているのかもしれません．老衰例に延命治療の一手段として胃瘻を造設するのは，否定的な意

見が多いです．同じ延命治療として**中心静脈栄養**は感染の危険性が高く，また低栄養状態で急激に高カロリーを補液すると，**リフィーディング症候群**（refeeding syndrome）[注2]を発症して死にいたる場合があるので注意が必要です．また自己抜去の危険性がある症例では，身体拘束が必要になります．そこで CV ポート[注3]が選択されますが，手術が必要で高額医療となります．**経鼻胃管（NG チューブ）**は嚥下機能を低下させ，逆流誤嚥も生じやすくなります．そこで**末梢点滴**が選択されますが，それでも肺炎を繰り返し，徐々に弱っていきます．個人差はあるが，亡くなるまでの期間は数週間～数カ月でしょう．いずれにせよ老衰例はリハビリに限界があり，経口摂取はリスクがあることをご家族に十分に説明しておく必要があります．

---

注2:

**リフィーディング症候群**（refeeding syndrome）：飢餓状態・高度な低栄養状態では，摂取カロリー不足から体蛋白分解・脂肪分解が亢進している．摂取カロリー不足にビタミン・ミネラル不足を併発時に，急激に糖質・アミノ酸を摂取すると，以下のような反応が生じるとされている．

糖質・アミノ酸などの急激な体内流入により，大量のインスリンが分泌し①カリウム・マグネシウムが細胞内に取り込まれる⇒低カリウム血症・低マグネシウム血症⇒②グルコース取り込み増加⇒ ATP 大量生成⇒リン・ビタミン $B_1$ 消費増大⇒低リン血症・ビタミン $B_1$ 欠乏症（心不全・ウェルニッケ脳症が引き起こされる）．低リン血症により最終的に ATP が減少し，脳・心臓・筋肉障害＆組織低酸素により，乳酸アシドーシスが生じる．また腎尿細管における Na 再吸収促進により，体内への水分貯留，浮腫・心不全が増悪する．**飢餓時に食物を急に多量に摂取する**と，電解質バランスの異常で心不全を起こし，ショック死に近い症状を引き起こしてしまう．日本では数十年前より，飢餓状態で収容された方々には「力水」と称する**少量の砂糖水**を与えてから徐々に薄い**お粥**を与えるといった，とても理にかなった治療が行われてきた．

注3:

**CV ポート**：中心静脈カテーテルの一種で，正式には皮下埋め込み型ポートといわれ，皮膚の下に埋め込んで栄養を投与するのに使用する．通常は，鎖骨の下の血管からカテーテルを入れ，右または左の胸の皮膚の下に埋め込むので小手術を必要とする．カテーテルの先端は，心臓近くの太い血管に留置される．

ある連携している内科開業医師からの紹介状の返事を転記します．「ご逝去ぎりぎりまで経口摂取をやめずに療養を続けることが多いです．経口摂取はご本人の意向が第一ですが，**あとでご家族が"自分達は精一杯のことをした"と確実に思えるように……ご家族が納得・受容する過程も重要と考えます……**」と貴重なアドバイスをいただきました．

## 3 嚥下障害の具体的な対応法

嚥下訓練（リハビリテーション）法で一番効率のよい訓練法は，**食物を食べる直接訓練**（ゴックン）です．しかしながら食物を誤嚥すると，**誤嚥性肺炎**を発症して死亡する危険があります．そこでいかに誤嚥のリスクを減らしながら経口摂取の訓練を続けるのかとなります．つまり**嚥下姿勢の調節**や**食形態の調整**で，誤嚥のリスクを減らしながら経口摂取を続けることが望ましいのです．

ゼリーなら誤嚥しても肺炎を発症しない？　リクライニング（背上げ角度）30度なら誤嚥しない？……という意見もありますが，不顕性肺炎から膿胸を形成していた症例を数例経験しています．

そこで代償的手法として食物を食べずに，**複雑な咽頭期の嚥下反射運動をスムーズに行う訓練**と，嚥下運動に関連する筋肉を鍛える**間接訓練法**があります．

嚥下訓練で重要なことは，嚥下障害の**個々の症例の病態に対応した訓練**を行うことです．画一的な治療を行ってはいけません．嚥下造影検査等にて**誤嚥を防ぐメカニズムからみた病態診断**を行い，表11（p.96）の主な対処法を行うことが推奨されます．咽頭期障害例に，口腔中心のリハビリテーションを漫然と行うのは無意味でしょう．**アイスマッサージ**の嚥下機能改善効果は意見が分かれています．**口腔ケア**は必須な対処法ではあるが，嚥下機能が改善するかどうかは否定的な意見が多いです．

## 23 嚥下機能改善手術と音声機能改善手術の適応は？

　適切な嚥下リハビリテーションを数カ月以上行っても，改善がみられない場合には**嚥下機能改善手術**（棚橋法）[38]（図58）を考慮します．しかしながら手術を行っても経口摂取を保証するものではなく，術後の機能訓練と患者本人の意思の持続が必要です[39]．誤嚥を完全に防止する手術ではないので，喉頭知覚の低下例や，喀出不良例は予後不良です[40]．老衰例や，ADLの悪い症例は適応にはなりません．

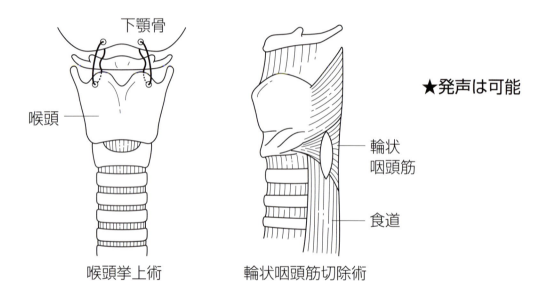

適応：適切なリハビリを半年行っても改善がみられない場合

条件：全身麻酔の手術に耐えられる，術後気管切開は必須
　　　術後の機能訓練と患者本人の意思の持続が必要
　　　喉頭知覚低下例や喀出不良例は予後不良
　　　老衰例は適応外
　　　何でも食べられるようになるわけではない

図58 嚥下機能改善手術

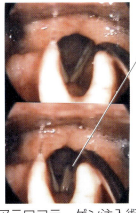
アテロコラーゲン注入術

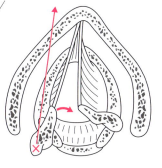
披裂軟骨内転術*

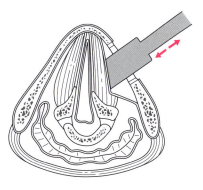
甲状軟骨形成術Ⅰ型*

**図59** 声門閉鎖改善手術

(一色信彦．喉頭機能外科―とくに経皮的アプローチについて―．京都：京大医学部耳鼻科同窓会：1977．p.1-207)

　反回神経麻痺や迷走神経麻痺で，気息性の嗄声（かすれて声が出ない）の症例は，声帯を内方に移動する声門閉鎖改善手術（図59）を施行すると，声門閉鎖不全が解消され，嗄声は改善して液体の誤嚥も消失します．

## コラム 薬剤性嚥下障害

　薬剤性の嚥下障害を時々経験します．抗精神病薬・抗うつ薬・抗不安薬などは，神経の伝達速度や反射の低下を起こし，認知期を抑制します．この場合，問題の薬剤を中止してもすぐには改善しません．薬効が消失するには約2週間～1カ月間必要です．おくすり手帳は必ず持参させて服薬内容を確認し，可能であれば薬剤の中止をお願いすることは重要です．しかし，原疾患によっては中止が困難な場合もあります．

**嚥下機能改善手術症例**

**症　例**：67歳，男性．

**主　訴**：口から食べたい．

**受診前の経過**：脳梗塞発症後，胃瘻を造設され，経口摂取を禁止，気管切開術も行われました．某リハビリテーション専門病院にて半年間リハビリテーションを受け，歩けるようになりましたが嚥下機能は改善しませんでした．

**初診時所見**：意識清明で認知はよく，家族に連れ添われて受診しました．嚥下造影検査（VF）と嚥下内視鏡検査（VE）にて，咽頭期嚥下障害を認めました．栄養サポートチーム（NST）で栄養管理（1200 kcal/日）されていましたが，BMI：17.6と栄養不良でした．

**治　療**：栄養を再評価して改善後に，嚥下機能改善手術（喉頭挙上術＋輪状咽頭筋切除術）を施行しました．術後，約半年間リハビリテーションを続け，全粥経口摂取可能，液体には薄いトロミ使用にまで改善しました．

**まとめ**
咽頭期嚥下障害で，適切なリハビリテーションを半年以上行っても改善しない症例は，嚥下機能改善手術を考えます．嚥下障害例において，栄養管理は基本です．診察せずに計算式だけで投与カロリーを決めてはいけません．

| 症例 18 | 音声・嚥下機能改善手術症例 ① |

症　例：65歳，男性．
主　訴：声が出ない．液体でムセる．
受診前の経過：食道がん術後から気息性嗄声で電話を使用できず，液体を飲むとムセるのでトロミ剤を使用していました．食後に痰が増えると訴えていました．
初診時所見：声はささやき声で，途切れ途切れにしか会話できない状態でした．嚥下内視鏡検査（VE）にて，声帯麻痺と声門閉鎖不全，液体の誤嚥を認めました（図60）．
治　療：局所麻酔下にアテロコラーゲン注入術を2回施行して，声門閉鎖不全を改善させると声が出るようになり，トロミ剤も不要になりました．食後の痰の増加も消失しました．

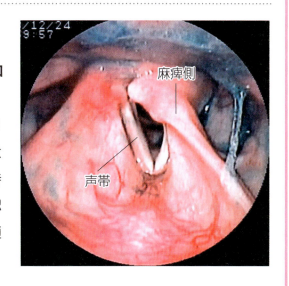

**図60** 喉頭ファイバースコープによる左声帯麻痺例
声帯が中間位で固定しており弓状萎縮を認めます．音声は失声状態で，最長発声持続時間は0秒．液体で誤嚥を認めます．声帯内方移動手術適応症例です．

**まとめ**　気息性の嗄声と，液体誤嚥は，声帯内方移動術で改善できるので，手術適応があります．

## 音声・嚥下機能改善手術症例 ②

症　例：45歳，女性．

主　訴：声がかすれる．液体が鼻に回る．

受診前の経過：脳神経外科術後，声はかすれ，発話の明瞭度が悪く会話に不自由していました．また食事の時に，食物や液体が鼻に回り困っていました．歯科で軟口蓋挙上装置（PLP）を作製しましたが違和感と吐き気が強く，使用することができませんでした．

初診時所見：声は開鼻声による嗄声で，鼻をつまむと明瞭度が改善しました．鼻咽腔内視鏡検査にて，鼻咽腔閉鎖不全による嗄声と診断しました．

治　療：全身麻酔下に咽頭形成術（口蓋咽頭側面縫縮術）を施行し，発話の明瞭度は改善し，液体が鼻に回ることも消失しました．

**まとめ**　**鼻咽腔閉鎖不全による開鼻声は，手術で改善できる場合があります．**

## 24 誤嚥防止手術の適応は？

　唾液誤嚥性肺炎や胃食道逆流誤嚥性肺炎を繰り返す症例で，音声機能を消失してでも肺炎死を確実に防ぐには，**誤嚥防止手術**の適応となりますが，しかしながら経口摂取を約束するものではありません[41]（図61）．長期生存が可能になり，繰り返す誤嚥性肺炎を止めることができるので，医療費削減や，介護者の負担軽減などをもたらしますが，長期生存により在宅療養継続困難など新たな問題もみられており[42]，手術の適応は慎重に選択すべきであろうと思います．

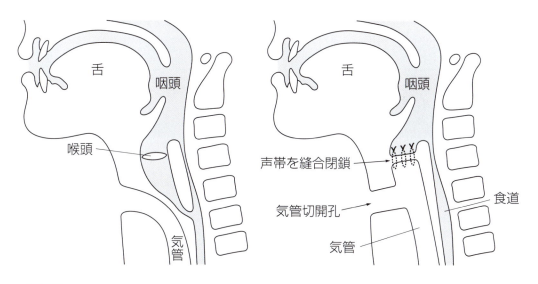

**図61** 誤嚥防止術

誤嚥を完全に防止できるが，発声機能を犠牲にして，生命予後を改善する手術です．唾液誤嚥性肺炎や胃食道逆流誤嚥性肺炎を繰り返し，肺炎死の危険が高い症例が適応です．気管切開後に肺炎を繰り返している症例や，ALSなどの症例で痰の吸引回数を激減できます．脳血管障害例で，声を犠牲にしてでも安心して経口摂取したい症例もよい適応ですが，経口摂取が再開できる症例は30〜40％です．患者満足度は80％です．

## 症例 20 誤嚥防止術症例

**症 例**: 76歳，女性.

**主 訴**: 咳と痰が多い.

**受診前の経過**: パーキンソン病，Yahr 重症度分類：V度にて施設に入所中です．1年前に胃瘻を造設，経口摂取は禁止されましたが，肺炎のために半年前に気管切開されカフ付き気管カニューレを挿入され発声できない状態でした．それでも肺炎を2回繰り返し，1年間で体重が5kg減少していました.

**初診時所見**: 体温37.5℃．嚥下内視鏡検査（VE）をすると，下咽頭の唾液の貯留が著明で，気管切開孔から黄色膿性痰が多量に喀出されました．胸部X線写真で両肺野に陰影．WBC：12000，CRP：22.78，Alb：3.2，プレアルブミン：16.1（正常値：22.0〜40.0）.

**治 療**: 唾液誤嚥と，経管栄養剤の逆流による誤嚥性肺炎を疑いました．介護力が十分あること，音声機能喪失の同意を得て，声門閉鎖術を行いました．痰の吸引回数が激減し，肺炎の発症もなくなり，介護の負担が軽減しました.

**まとめ**
誤嚥防止術は音声機能を犠牲にしますが，生命予後の改善と介護の負担の軽減を期待できます．しかし，将来の介護体制まで考慮する必要があります.

# 25 気管切開の対応

　嚥下機能が低下すると唾液誤嚥により気道分泌物が増えるので，肺炎防止目的に気道分泌物を頻回に吸引（ドレナージ）する必要が出てきます．そのため気管切開を行い，気道分泌物を吸引しますが，同時に**カフ付き気管カニューレ**を使用して，**一時的に誤嚥している唾液を気管チューブカフ上部に溜めます**（図62）．誤嚥をくり返すときにも行います．これにより声を出すことができなくなりますが，ある程度は肺炎を改善することができます[43]．カフにより唾液が肺に落ちるのを完全に止めることができるという考えは誤りです．またカフ圧を上げて唾液

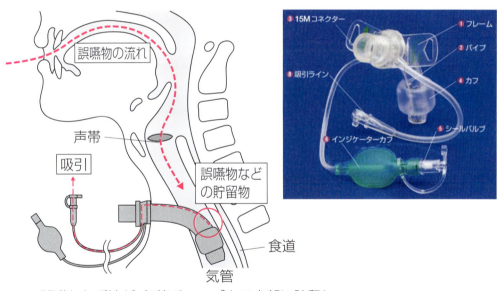

誤嚥した唾液が，気管チューブカフ上部に貯留し時間がたつとカフの下に落下する

**図62** カフ付き気管カニューレ

カフ付き気管カニューレを入れると，① 喉頭挙上制限，② 声帯に空気が通らない，③ 喉頭知覚が低下する，④ カフが食道を圧迫する，⑤ 喉頭閉鎖反射が減弱する．

の落下を防ごうとしても，**落下は完全には防げません．カフは唾液の落下を遅らせているだけ**です[43]．カフ圧を上げ過ぎると，**気管食道瘻**を引き起こすので危険です．

気管切開を行うと，嚥下機能は悪化します．その理由は，気管切開により，① 喉頭挙上運動が制限されて，喉頭閉鎖が不十分になります[44]．② カフにより下気道を遮断するので，声門下圧が低下します．③ 喉頭・気管の咳嗽反射閾値が上昇して，喉頭・気管の知覚が低下して咳反射が出にくくなります．④ 膨らませたカフが食道を圧迫し，⑤ 喉頭閉鎖反射は減弱します……などによります．気管切開孔が輪状軟骨に近い場合や，細菌感染により汚染されていると喉頭挙上が著明に制限されます．気管カニューレの交換に難渋する場合には，一度，耳鼻咽喉科・気管食道科専門医に診療依頼することをお勧めします．

① 全身状態が改善し，② 意識もよく，③ 自発呼吸が良好で，④ 発熱がなく，⑤ 唾液誤嚥が減少して痰の吸引回数が減少し，⑥ 咳をさせて痰が喀出できる場合には，**スピーチ型気管カニューレへの交換を検討**します．着色水を少量3～5mLを内服させて誤嚥の量を調べます．気

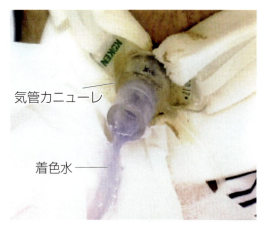

① 全身状態が改善
② 意識がよい
③ 自発呼吸良好
③ 体温正常
④ 吸引回数が減少
⑤ 咳で痰を喀出できる
⑥ 色着水を内服させて誤嚥量は減ったか？

**図63** 着色水を少量内服させて嚥下機能を評価
多量に出てくる場合は，誤嚥が多くカニューレの交換は無理と判断する．

管切開孔から多量に出てくる場合は（図63），唾液誤嚥が多いと判断して交換を延期します．この時期は，カフエアを入れたままで空嚥下訓練を指導します．

　誤嚥量が減少した時は，① 吸引ラインから痰を吸引して，② カフエアを抜いて，③ 気管カニューレを指で塞いで声が出るかどうかを確認します（図64）．声が出ない時は，出せるまで，毎日少しずつ発声訓練時間を延ばしていきます．

　声が出るようであれば，カフ付き気管カニューレを**スピーチ型気管カニューレ**に変更して，声帯に呼気が通るようにします[45]（図65）．これにより声帯が振動して発声できるようになりQOLが著明に改善し，喉頭知覚が改善するので，嚥下機能も改善します．誤嚥の量が少なければ**カフなしのスピーチカニューレ**（図66）の方がよいのですが，誤嚥の量がやや多い場合は，カフ付きを使用します．**発声用バルブ**を装着する時間は日中のみの監視下で，最初は30分から始めて時間を延ばしていき，同時に発声訓練も行います（図67）．① バルブを完全に塞いだ

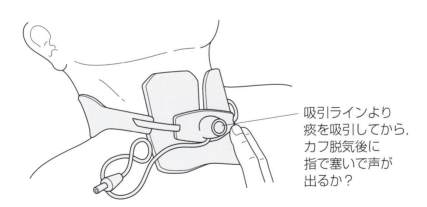

**図64** 全身状態が改善し，意識もよく，発熱もなく，吸引回数が減少し，誤嚥も減少したら……
① 吸引ラインから痰を吸引して，② 気管カニューレのカフエアを抜く．
③ 気管カニューレを指でふさいで，呼気が声帯を通り声が出るか試してみる．

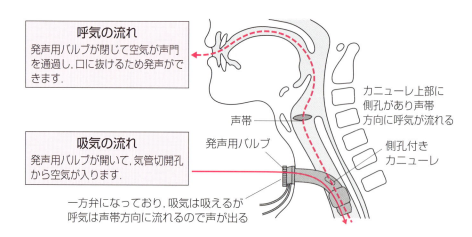

呼気の流れ
発声用バルブが閉じて空気が声門を通過し，口に抜けるため発声ができます．

吸気の流れ
発声用バルブが開いて，気管切開孔から空気が入ります．

カニューレ上部に側孔があり声帯方向に呼気が流れる

声帯
発声用バルブ
側孔付きカニューレ

一方弁になっており，吸気は吸えるが呼気は声帯方向に流れるので声が出る

**図65** カフ付きスピーチ型気管カニューレ

コウケンネオブレススピーチタイプに内筒を抜いて発声用バルブを付けた状態．

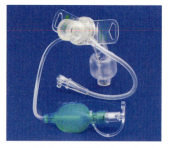
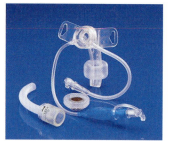
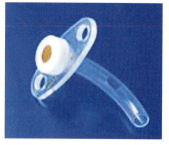

**カフ付き・吸引付き・気管カニューレ**（コウケンネオブレス単管タイプ）：カフで唾液誤嚥が肺に落ちるのを遅らせる．

**カフ付き・吸引付き・複管スピーチ気管カニューレ**（コウケンネオブレススピーチタイプ）：発声用バルブを使用する時は内筒を抜いて装着して発声可能にする．唾液誤嚥がやや多い時期に使用する．

**カフなし単管スピーチタイプ**（スピーチカニューレ）：唾液誤嚥がない時に使用する．夜間はバルブを外しておいた方が安全である．

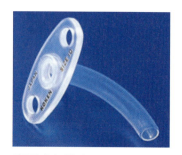

**高研式気管カニューレ単管タイプ**：パイプの肉厚が0.5mmなので内径が大きく呼吸が容易．気管切開孔に肉芽が多い時に使用する．

**図66** 気管カニューレの種類

①全身状態が改善．②意識が良好．③自発呼吸良好．
③体温正常．④吸引回数が減少．⑤咳で痰を喀出できる．
⑥誤嚥が減少した．
→発声＆嚥下訓練を開始する．

カフ付き気管カニューレのままで，カフを脱気して訓練
①吸引ラインから痰を吸引する．②気管カニューレのカフエアを抜く．
③気管カニューレを指でふさいで呼気が声帯を通り声が出るか？
④声が出せるように発声訓練と，空嚥下訓練を行う．

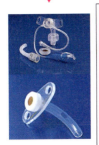
声が出ればスピーチタイプのカニューレに変更
　唾液誤嚥が多く，吸引する必要があれば，カフ付き吸引付複管式へ．
　唾液誤嚥が少なく，吸引する必要がなければ，カフなし単管へ．
発声訓練と排痰訓練を十分に行い，ゼリーとトロミ水による嚥下訓練も同時に行い，口から痰を出せることを目指す．
夜間はバルブを外しておいた方が安全である．

図67 気管カニューレの変更手順

状態で**呼吸苦がなく**，② **液体（唾液）誤嚥が減少し**，③ **口から痰や唾液を自分で喀出できる**，④ 気管切開孔に不良肉芽がなければ，日中はテープでバルブを塞ぐようにします．**発声訓練**と**空嚥下訓練**を続けることで嚥下機能の改善も望め，ゼリーなどでのフードテストを行いますが，誤嚥の減少は気管切開孔から誤嚥物が出るかどうかで判断できます．本当は誤嚥がなくなることを条件に入れたいのですが，カニューレ自体が誤嚥の原因になっている場合もあります．

　カニューレを抜いて気管切開孔の閉鎖が可能かどうかの診断は難しく，気管内に不良肉芽（図68）があると気管カニューレは抜去できません．できれば耳鼻咽喉科・気管食道科専門医へ相談することをお勧め

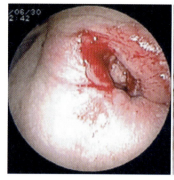 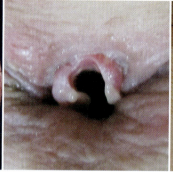 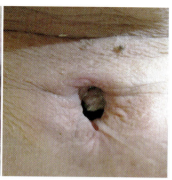

**図68** 気管切開孔の不良肉芽

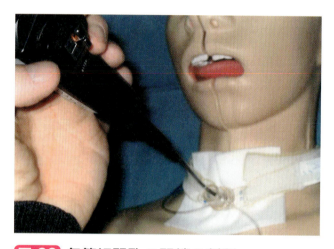

**図69** 気管切開孔の閉鎖の判断
気管切孔と気管内部を狭窄がないか内視鏡で確認します．

します（図69）．検査をせずに気管カニューレの抜去閉鎖は，**唾液などに溺れての窒息**や，気管内の肉芽などにより**気道狭窄**の危険があります．また気管カニューレ交換のたびの**出血**や**呼吸困難**を起こす場合にも，耳鼻咽喉科・気管食道科専門医へ相談することをお勧めします．

## 症例 21 切開孔後の嚥下障害例

**症　例**: 76 歳，男性．

**主　訴**: **声が出ない．飲み込めない．**

**受診前の経過**: 脳梗塞にて気管切開と胃瘻造設を受け，声が出せず，口からも食べていませんでした．

**初診時所見**: **カフ付き気管カニューレ**を使用していましたが，痰の吸引回数は減少し，咳をさせると勢いよく気管カニューレより喀出できました．嚥下造影検査と嚥下内視鏡検査では気管内に狭窄はなく，液体で少量の誤嚥を認めました．

**治　療**: カフ付き気管カニューレを**スピーチカニューレ**に変更し，痰で溺れないことを確認しました．**発声用バルブ**を使用する時間を少しずつ延ばし，発声訓練と嚥下訓練を並行して行いました．約半年後に経口摂取が可能になりました．

**まとめ**　**全身状態が落ち着いて唾液誤嚥が減少し，口から唾液を出せたら，気管カニューレの変更を検討し，発声と嚥下機能の改善をめざしましょう．**

脳卒中後遺症の歩行障害例や，廃用による歩行障害例のリハビリテーションでは，全身状態等が許すのであれば，実際に歩行させる訓練が一番有効とされています．ベッド上での筋力訓練や関節可動域訓練のみを漫然と続けていても，脚部筋力および体幹維持力の廃用をまねく可能性もあり，安定した歩行が可能となることは難しく，歩行できない場合は，端座位での体幹保持練習が実施されます．嚥下障害例の訓練も同様に考え，実際に食事を食べることが最も訓練効果が上がりますが，誤嚥性肺炎のリスクが付きまといます．そこで食物を用いない間接的嚥下訓練が選択されますが，間接的嚥下訓練のみの実施で，経口可能となるほど顕著な嚥下機能改善を得ることは難しいとされています．また間接訓練を行う際にも，安全な直接訓練につなげるための呼吸・排痰訓練の併用が必要です．転倒しかけた時に体を支えることは可能ですが，誤嚥した時にその食物を取り除くのは非常に難しく，誤嚥性肺炎か窒息のリスクが生じます．誤嚥物の喀出を意識した排痰訓練と体位ドレナージ，声門下圧を高める呼吸訓練と発声訓練，喉頭挙上訓練は必須と考えます．喉頭挙上訓練の中で，嚥下おでこ体操（杉浦，藤本：日摂食嚥下リハ会誌：2008），顎持ち上げ体操（岩田：耳鼻と臨床：2010）は有効です（西山：日気食会報：2017）．

## 26 著者からのお願い「耳鼻咽喉科医師を嚥下チームに参加させてほしい理由」

① **頭頸部領域の機能と解剖を熟知**：音声と嚥下と呼吸は密接に関連しています．**声帯麻痺**の診断ができ，**声門閉鎖不全**に対する手術治療が行えます．

② **喉頭内視鏡の操作に習熟**：VE 検査時に**痛み**があると，正確な診断ができません．耳鼻咽喉科医師は喉頭内視鏡を日常的に使用して習熟しているので，侵襲的な検査を避けることができます．正常例を日常的にみているので異常にすぐ気づき，悪性腫瘍の除外診断ができます．

③ **気管切開や気管カニューレの管理に習熟**：気管カニューレを変更するだけで，経口摂取可能になる症例もあり，気管切開孔が原因の嚥下障害症例に対応できます（図 70）．

④ **鼻の治療ができる**：鼻詰まりがあると**口呼吸**になり，**嚥下後に吸気**になるので誤嚥のリスクが増えます．口呼吸をすると，口の中がカラカラに乾き，味覚が低下します．呼吸のために口を開けて食べるの

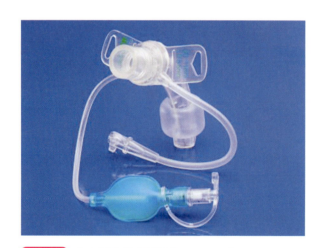

**図 70** カフ付き気管カニューレ
唾液誤嚥が気管に落ちるのを遅らせているのにすぎない．

で，ボロボロと口からこぼしてしまいます．咀嚼ができずに**丸呑み**するため，味がよくわからず，**窒息事故**を起こしやすくなり，消化も悪くなります（図71）．

⑤ **急性炎症と頭頸部腫瘍の経験が豊富**：耳鼻咽喉科外来の約半数は急性炎症性疾患であり，肺炎にある程度対応できます．また耳鼻咽喉科医師の大部分は頭頸部腫瘍治療経験者なので，栄養管理を含めた全身管理に習熟しています．

⑥ **嚥下障害に対する外科的治療手段をもつ**：嚥下のリハビリテーションには，限界がある場合があります．耳鼻咽喉科医師は，外科的治療という他職種にない選択肢をもっています．

⑦ **鼻咽腔閉鎖不全例の診断ができる**：軟口蓋の運動評価を内視鏡で行えます．

⑧ **難聴の治療ができる**：難聴があると，リハビリテーションや介護に支障をきたします．

⑨ **誤嚥性肺炎の診断と治療を同時に行える**：嚥下障害の最大の問題は誤嚥性肺炎です．

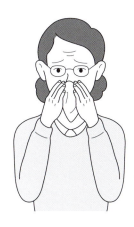

**図71** 鼻づまり

鼻づまりがあると，口呼吸になり口腔内が乾燥し，味覚が低下し，咀嚼ができず，口を開けて食べるので，こぼれます．また丸呑みするので味がわからず**窒息**のリスクが増えます．

### 症例 22　鼻閉症例

症　例：83歳，女性．
主　訴：食事のムセ．咳と痰が多い．
受診前の経過：食事中にムセがあると，歯科より紹介されて受診しました．
初診時所見：両側鼻腔内に鼻茸が充満して**鼻閉**のために鼻呼吸ができず，**口呼吸**のために食事は噛まずに丸呑みしていました．食後に咳と痰が増えていました．
治　療：局所麻酔下に鼻茸摘出術を行いました．
術後の経過：鼻呼吸ができるようになり，噛んで食事ができるので食事が美味しいと喜ばれ，食事中のムセと食後の痰と咳も消失しました．

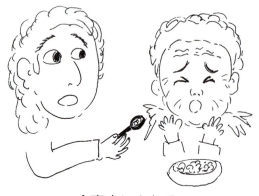

食事中にムセる

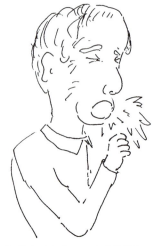

食後に咳と，痰が増える

**まとめ**　鼻閉があると誤嚥を起こしやすい．

# 27 まとめ

　嚥下機能は体力と相関します[46]．日頃から体力を落とさないように，**三食食べて十分な栄養**をとること，**よく歩き，よくしゃべり，規則正しい生活**を心がけることが大切だと思います．今回提示した嚥下障害の**重症度分類**はあくまで目安であり，それぞれ重複しており，認知症や意識障害があると嚥下機能評価は難しくなります．**嚥下障害は全身疾患の成れの果て**の結果生じるので，**肺炎**や**栄養**や**認知症**の対応などの**全身管理が必要**です．**咽頭期**が最重要ですが，咽頭期だけでは解決しません．その対応は，脳神経・精神・呼吸・栄養・運動・口腔・消化など，多職種による多方面からの正しいアプローチが必要となります．個々の嚥下障

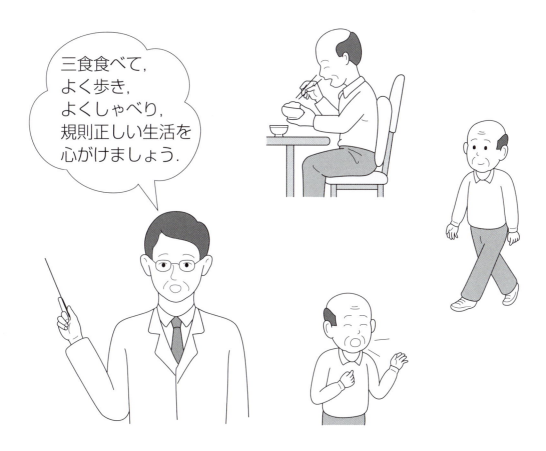

害例の病態を診断し，病態に対応した適正な治療を行うことが必要です．日本は**超高齢社会**に突入し嚥下障害例が増加しており，**嚥下障害診療**を避けて通れません．高齢者の嚥下機能は限界がありますが，**悔いが残らない終末期医療，最後まで口から食べられるように，個々の症例の病態に即した対応**のお手伝いができればと思います．

## コラム 地域における活動

　横浜，湘南，横須賀の医師，歯科医師，言語聴覚士（ST），栄養士，看護師，研究者の有志が集まり，**横浜嚥下障害症例検討会**が2011年に結成されました．現在，年に3〜4回，定期的に勉強会や症例検討会等を開催しておりますので，ご興味のある方は，ネットでAmebaの**横浜嚥下障害症例検討会** http://ameblo.jp/yokohamaenge をご覧下さい．

# 28 あとがき―飲み込みをよくするには―

　飲み込みの機能をよくする一番のリハビリテーション法は？　ある高名な先生は，「**飲み込みの運動を繰り返すこと**」と主張されています．私もまったく同じ意見です．また別な高名な先生は，「飲み込みに関連する**筋肉の筋トレである**」と主張されています．私も同じ意見です．嚥下運動は，嚥下反射と随意運動の繊細な組み合わせで，タイミングよく**喉頭が前上方に運動**するためには**筋力は必須**だと思います．また違う高名な先生は，「**ムセのある誤嚥は良い誤嚥．ムセのない誤嚥は悪い誤嚥**」と言われます．まったくその通りだと思います．

　高齢者は，ほんの３日間食べなかっただけで，まるで**廃用症候群**の状態を呈している症例を時々経験します．**一度機能を低下させると，その機能を戻すためには，何倍もの労力と日数が必要になる**ので，禁食期間をなるべく短くする配慮は必要です．嚥下機能は体力に相関するので，**日頃から高齢者は体力を低下させない努力が必要**だと思います．高齢者の個人差が大きな理由は，この辺にあるのではと考えています．

　無理やり食べさせれば食べられるようになるでは，誤嚥性肺炎を発症します．栄養管理至上主義から，計算式からの画一的なカロリーの投与

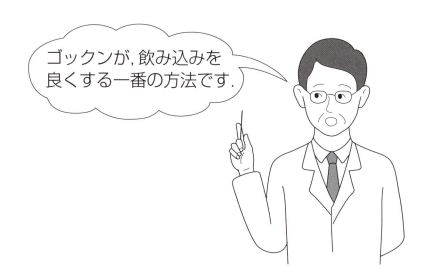

が行われていますが，臨床の現場からは疑問視する声が上がっています．高齢者は代謝が低下しているので，600〜800kcal で十分な患者さんもおられます．逆に不顕性肺炎のために，1,400kcal でも不足して飢餓状態の患者さんもおられます．採血結果，特に血清アルブミン値はあてになりません．低下していれば低栄養ですが，正常下限でも飢餓状態である症例をよくみかけます．個々の患者さんを的確に臨床診断することは必要です．数年前は，早期退院目的に老衰例に**胃瘻造設**が行われていました．現在はその反省期に入りつつあります．パタカ発声訓練は，鼻咽腔閉鎖不全に対する構音訓練であり[4]，嚥下障害の訓練ではありません（96 ページ，表11）．"口腔ケア"≒"嚥下リハビリテーション"と，やや誤った考え方から画一的な対応が行われては，個々の嚥下障害例には対応できませんし，医療費を無駄に使用するだけです．一例ですが輪状咽頭筋の弛緩不全症例にはバルーン拡張法(37 ページ，図23)[17]を行えば，劇的に改善する場合があります[47]．嚥下障害の病態に合わせたリハビリテーション法を含めた対応法が必要です．誤嚥をしても必ず肺炎を発症するとはかぎりません．肺炎を発症するかどうかは，**体力**と**呼吸機能**が左右します．**常食摂取の誤嚥性肺炎例は，胃瘻を回避できる可能性があります**．誤嚥のリスクを減らす**嚥下指導**をするべきです．正しい嚥下障害医療の普及を望みます．

　嚥下リハビリテーション（嚥下リハ）で改善することは限られています．嚥下リハは万能ではなく，病態に対応した訓練で，限界を把握して行うべき治療法です．直接訓練は**「全例ゼリーで開始する」**は誤りです．食道入口部開大不全例では誤嚥します．また**「ゼリーは誤嚥しても安全」**というのも誤りです．嚥下機能低下例にゼリーで無理やり直接訓練を続けると不顕性の気管支炎から，不顕性の肺炎を発症し，呼吸機能が低下し嚥下機能も低下します．膿胸を発症していた症例を経験しています．

・誤嚥のリスクを減らす嚥下指導を行うべき
・誤嚥性肺炎の早期発見と早期治療
・栄養療法のみでは，改善することは限定的
・3食食べて適度な運動と規則正しい生活で体力を付けて防御力を高める
・画像検査による的確な嚥下機能評価＆病態診断が必須

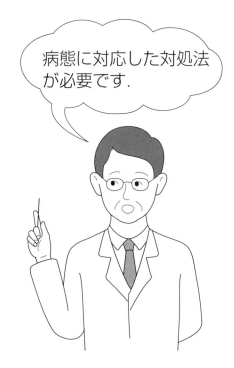

# 誤嚥防止の10カ条

誤嚥防止の10カ条を列記します．認知症がないか軽い方が対象です．

---

湘南慶育病院ST：粉川将治，横浜なみきリハビリテーション病院ST：廣瀬祐介，横須賀共済病院ST：金井枝美，鎌倉リハビリテーション聖テレジア病院院長：足立徹也，河合耳鼻咽喉科医院：河合 敏，横浜嚥下障害症例検討会：桑原昌巳・宮内辰也，聖マリアンナ医科大学本院神経内科：眞木二葉，衣笠病院栄養科：木村麻美子，横浜市脳卒中脊椎センターNs：山本奈緒美，JMA海老名訪問Ns：上野美和，クロスハート野七里：濱本曉子，ホームケアクリニック横浜港南栄養部：森田ちかこ，新戸塚病院ST：小田 海，監修

### 第1カ条

声を出して（一曲歌う），喉（ノド）を整えます．**のど仏**（喉頭）を上げるように意識して高い声を出します．

### 第2カ条

深呼吸と咳をして，誤嚥した物を出す練習をします．

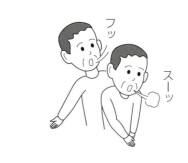

### 第3カ条

全身と首の緊張をほぐします（首を回す），背延びをして左右にふり，肺を広げておきます．

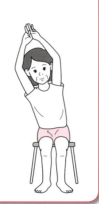

### 第4カ条

椅子に深く座り，背中を伸ばします（ずっこけ座りはよくありません）．

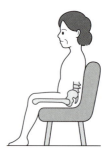

### 第5カ条

少量の水を口に含んで湿らせ，数回 "ゴックン"．少量の水でブクブクうがい（下を向いて）をして，飲み込む予行演習をします．

### 第6カ条

ノドごしの良いものから食べ始めるようにします．

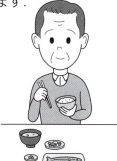

### 第7カ条

一口量は少な目に，お辞儀をして飲むようにします．

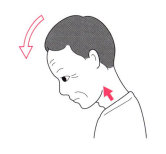

### 第8カ条

一口ごとに "ゴックン" と意識して飲む．集中して食べます，ながら食いはよくありません．

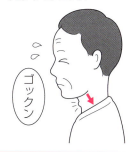

### 第9カ条

ムセたら上半身を倒して十分に咳をして出します．ムセても水を飲ませてはいけません．

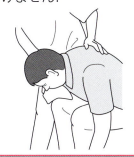

### 第10カ条

食後はすぐに横になってはいけません．胸焼けがある時は，上半身を少し上げて就寝します．

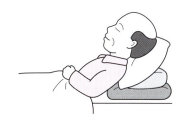

# 嚥下指導と嚥下指導訓練指示書

名前：　　　　　さんの嚥下指導と嚥下訓練指示書　　年　月　日

食事内容：常食・全粥・ミキサー食・酵素粥・ヨーグルト・
　　　　　プリン・ゼリー

トロミ濃度：薄トロミ（フレンチドレッシング, トンカツソース）
　　　　　　中トロミ（ポタージュ, ヨーグルト）
　　　　　　濃トロミ（はちみつ）

座位：90度, 60度, 45度, 30度

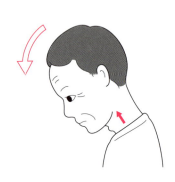
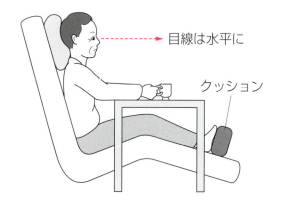

目線は水平に

クッション

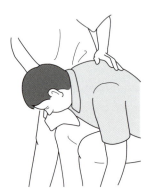

一口量は少なめに, 意識してゴックンする, お辞儀して飲む, ムセたら咳をして十分に出す, 一口ごとに咳をする, ながら食いをしない, かき込まない

## シャキア訓練

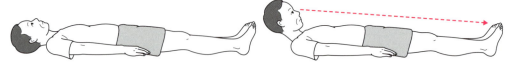

1日に　　回
10・20・30秒間 ×　　回

### 嚥下おでこ体操

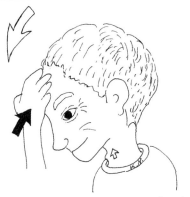

手は上に向かって押す

額に手を当てて
抵抗を加え
おへそをのぞき込む
おでこと手で
押し合いっこをするように

　　　5 秒間 ×　　　回
　　　1 日に　　　回

### 頸部等尺性収縮手技

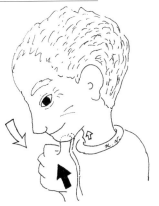

下顎に両親指を当てて
上肢を力いっぱい押し返す

下を向いて
力いっぱい顎を引く
顎と親指で
押し合いっこをするように

　　　5 秒間 ×　　　回
　　　1 日に　　　回

### ブローイング

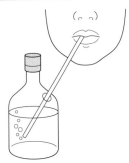

### 吹き戻し

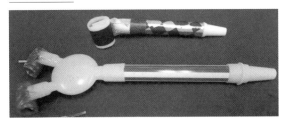

毎食前に 10 秒間 ×　　　回

# 文　献

1）西山耕一郎, 他. 一診療所における嚥下障害への取り組み. 日本気管食道科学会報. 2007; 58: 384-91.

2）西山耕一郎, 永井浩巳, 臼井大祐, 他. 嚥下障害に対する外来での対応法の試み. 日耳鼻. 2011; 113: 587-92.

3）才藤栄一, 向井美恵. 摂食・嚥下リハビリテーション 第2版. 東京: 医歯薬出版; 2007. p.27.

4）白坂康俊. 音の産生, 第5章　機能訓練, In: 廣瀬肇, 柴田貞雄, 白坂康俊. 言語聴覚士のための運動障害性構音障害学. 東京: 医歯薬出版; 2014. p.297-300.

5）西山耕一郎, 永井浩巳, 他. 耳鼻咽喉科外来における嚥下障害スクリーニング項目の検討. 日耳鼻. 2010; 113: 542-8.

6）古川浩三. 嚥下における喉頭運動のX線学的解析―特に年齢変化について―. 日耳鼻. 1984; 87: 169-81.

7）吉田哲二. 正常嚥下に関する筋電図的ならびにX線的研究. 耳鼻と臨床. 1979; 25: 842-72.

8）西山耕一郎, 廣瀬裕介, 粉川将治, 他. 診療所における嚥下障害患者紹介例の検討. 嚥下医学. 2012; 1: 68-76.

9）Langmore SE, Schatz K, Olsen N. Endoscopic and videofluoroscopic evaluations of swallowing and aspiration. Ann Otol Rhinol Laryngol. 1991; 100: 678-81.

10）西山耕一郎. 嚥下障害診療について. JOHNS. 2009; 25: 1189-92.

11）寺本信嗣. 誤嚥性肺炎の診断・治療と最近の考え方. Geriat Med. 2010; 48: 1629-35.

12）西山耕一郎. 実戦的嚥下機能検査. In: 小林俊光, 編. ENT臨床フロンティア実戦的耳鼻咽喉科検査法. 東京: 中山書店; 2012. 260-9.

13）鄭漢忠, 高　律子, 上野尚雄, 他. 反復唾液嚥下テストは施設入所者の摂食・嚥下障害をスクリーニングできるか？　摂食・嚥下リハ学会誌. 1999; 3: 29-33.

14）才藤栄一. 平成13年度厚生科学研究補助金（長寿科学研究事業），「摂食・嚥下障害の治療・対応に関する統合的研究」総括研究報告書. 2002. p.1-17.

15）高橋浩二. ビデオ版: 頸部聴診による嚥下障害診断法. 東京: 医歯薬出版; 2002.

16）日本耳鼻咽喉科学会, 編. 嚥下障害診療ガイドライン―耳鼻咽喉科外来における対応―. 東京: 金原出版; 2012.

17）廣瀬　肇, 大前由紀夫, 他. 実践嚥下内視鏡検査（VE）動画で見る嚥下診療マニュアル DVD付き. 東京: インテルナ出版; 2011.

18）角谷直彦, 石田　暉, 豊倉　穣, 他. 第Ⅱ相の嚥下障害のリハビリテーション. 総合リハ. 1992; 20: 513-6.

19）金谷節子. ベットサイドから在宅で使える嚥下食のすべて. 東京: 医歯薬出版; 2006. p.23-6.

20）藤谷順子. 誤嚥を少なくする食事についての助言. 日医雑誌. 2009; 138: 1755-8.

21）Sawashima M, Hirose H. New laryngoscopic technique by use of fiber optics. J Acoust Soc Am. 1968; 43: 168-9.

22）兵頭政光, 西窪加緒里, 他. 嚥下内視鏡検査におけるスコア評価基準（試案）の作成とその臨床的意義. 日耳鼻. 2010; 113: 670-8.

23）藤島一郎. 脳卒中の摂食・嚥下障害, 第1版. 東京: 医歯薬出版; 1993. p.72.

24）柴　裕子. 在宅における嚥下障害のリハビリテーション. 耳喉頭頸. 2007; 79: 127-34.

25）西山耕一郎. 嚥下障害: 私の治療戦略. In: 肥塚泉, 編. すぐに役立つ外来耳鼻咽喉科疾患診療のコツ. 東京: 全日本病院出版会; 2008. p.165 - 74.

26）藤島一郎. 脳卒中の摂食・嚥下障害, 第2版. 東京: 医歯薬出版; 1998.

27）Shaker R, et al. Augmentation of deglutitive upper esophageal sphincter opening in the elderly by exercise. Am J Physiol. 1997; G1518-G1522.

28）杉浦淳子, 藤本保志, 他. 頭頸部腫瘍術後の喉頭挙上不良を伴う嚥下障害例に対する徒手的頸部筋力増強訓練の効果. 日摂食嚥下リハ会誌. 2008; 12: 69-74.

29）岩田義弘, 寺島万成, 他. 高齢者に対する頸部等尺性収縮手技（chin push-pull maneuver）による嚥下訓練―自己実施訓練の効果―. 耳鼻と臨床. 2010; 56 (Suppl.2): A195-S201.

30）聖隷嚥下チーム. 嚥下障害ポケットマニュアル　第3版. 東京: 医歯薬出版; 2013. p.126.

31）Mendelsohn MS, Martin RE. Airway protection during breath holding, Ann Otol Rhinol Laryngol. 1993; 102: 941.

32）清水充子. 直接訓練. In: 日本嚥下障害臨床研究会, 監修. 小椋　脩, 清水充子, 他, 編. 摂食・嚥下障害の各期における直接訓練, 嚥下障害の臨床 リハビリテーションの考え方と実際. 東京: 医歯薬出版; 1998. p.247.

33）大前由紀雄, 唐帆健浩, 羽生よう子, 他. 誤嚥防止に対する姿勢指導の有効性. 日本耳鼻咽喉科学会会報. 1997; 100: 220-6.

34）西山耕一郎. 嚥下内視鏡検査からみた不顕性誤嚥性肺炎の診断. MB ENTONI. 2012; 147: 17-23.

35）遠藤裕子, 西山耕一郎, 廣瀬　肇, 他. 複数の施設によるチームアプローチが有効であった重度嚥下障害の一例. In: 嚥下障害の臨床実践編―症例報告から基本を学ぶ. 東京: 医歯薬出版; 2012. p.208-14.

36) 江頭文江. 開業医との連携による地域栄養サポート活動. 耳鼻と臨床. 2008; 54: 96-102.

37) 山口 智, 他. 長期間, 経口摂取を制限されていた1症例. 嚥下医学. 2012; 1: 191-6.

38) 棚橋汀路. 嚥下機能回復手術について. 日耳鼻. 1976; 79: 1120-1.

39) 津田豪太. 嚥下障害の管理と手術時期. 耳鼻咽喉科・頭頸部外科. 2008; 80: 547-51.

40) 鮫島靖浩, 讃岐徹治, 児玉成博, 他. 嚥下機能改善手術の成績に影響する因子の検討. 耳鼻と臨床. 2010; 56: S169-75.

41) 梅崎俊郎. 高齢者の誤嚥の対処は？—手術治療の立場から. JOHNS. 2011; 27: 1653-6.

42) 福家智仁, 他. 進行性神経筋疾患における誤嚥防止術と介護者のQOL. 日気管食道会報. 2007; 58: 371-6.

43) 堀口利之. 気管切開とカニューレの選択. 摂食・嚥下障害実践マニュアル. Mon Book Med Rehabil. 2005; 57: 187-96.

44) 古川浩三, 他. 気管切開後の嚥下における喉頭運動の解析. 耳鼻臨床. 1991; 補42: 119-24.

45) 鈴木康司, 堀口利之. 気管切開患者の嚥下リハビリテーション. J Clin Rehabil. 2003; 12: 9.

46) 西山耕一郎, 杉本良介, 戎本浩史, 他. 嚥下機能と体力関連の検討. 日本嚥下医学会誌. 2014; 3: 67-74.

47) 戎本浩史, 西山耕一郎, 杉本良介, 他. バルーン法が有効であった嚥下障害の2症例. 日気食会報. 2010; 61: 395-401.

# 索　引

## ■ あ行

握力　75, 99
息こらえ嚥下　56
胃食道逆流　26
胃食道逆流性肺炎　21
一側嚥下　74
胃瘻　38, 78, 99
咽頭期　2, 8
う歯　82
嚥下おでこ体操　44, 46
嚥下機能改善手術　102, 104
嚥下機能評価フローチャート　50
嚥下指導　44
嚥下指導訓練指示書　126
嚥下障害診療アルゴリズム　94
嚥下食ピラミッド　53, 55
嚥下性肺炎　3
嚥下造影検査　16, 32, 34, 95
嚥下内視鏡検査　16, 39, 41, 95
嚥下反射の惹起遅延　35

## ■ か行

改訂水飲みテスト　29
過栄養症候群　87
学会分類 2013　54, 55
カフ付き気管カニューレ　109, 116
気管切開　109
キザミ食　57
義歯　82

禁食　76
経鼻胃管　100
頸部前屈嚥下　44
頸部聴診法　31
頸部等尺性収縮手技　46
血中酸素飽和度モニター　31
顕性肺炎　6
口腔期　1, 8
酵素粥　52
喉頭下垂　12
喉頭挙上　33
喉頭挙上術　102
喉頭閉鎖　13, 34
喉頭流入　3
高齢者　98
誤嚥　3
誤嚥性気管支炎　17
誤嚥性肺炎　1, 3, 17
誤嚥防止手術　107
誤嚥防止の 10 カ条　124
呼吸機能　75

## ■ さ行

サルコペニア　59, 99
湿性嗄声　5
シャキア訓練　44, 45
食事拒否例　89, 90
食道入口部　33
食道入口部開大　34

食道入口部開大不全　14

食道期　8

食物誤嚥　26, 99

食物誤嚥性肺炎　21

食物テスト　30, 38

スピーチ型気管カニューレ　110

声門閉鎖改善手術　103

摂食障害　89

咀嚼嚥下　69


### ■ た行

唾液誤嚥　26, 99

唾液誤嚥性肺炎　21

多職種連携　83, 85

窒息　67

窒息事故　1

着色水　92

トロミ剤　52, 54


### ■ な行

認知症　89, 92


### ■ は行

肺炎管理　98

ハイムリック法　68

鼻づまり　117

バルーン拡張法　36

半固形化　80

反復唾液嚥下テスト　29

兵頭スコア　40, 41, 55, 94

吹き戻し　46

複数回嚥下　56

不顕性誤嚥　5, 16, 74

不顕性肺炎　6

プレアルブミン　59

フレイル　98

包括支援センター　81

訪問栄養指導　60


### ■ ま行

ミキサー食　80

ムセ　4, 16

メンデルソン症候群　88

メンデルソン法　57


### ■ や行

薬剤性嚥下障害　103


### ■ ら行

リクライニング姿勢　71

リフィーディング症候群　87, 100

輪状咽頭筋切除術　102

老衰　98, 99


### ■ 英文

CV ポート　100

IMG 吸引ノズル　68

RSST　29

VE　16, 39, 95

VF　16, 32, 95

# ■著者略歴

西山 耕一郎（にしやま こういちろう）(昭和 32 [1957] 年生)

[学歴・職歴]

1985 年　北里大学医学部卒業
1995 年　国立横浜病院（現 横浜医療センター）耳鼻咽喉科 医長
2000 年　北里大学耳鼻咽喉科 講師
2003 年　北里大学耳鼻咽喉科 診療助教授
2004 年　西山耳鼻咽喉科医院 院長

[学位・専門医]

1994 年　医学博士（北里大学）
　　　　　「鼻汁中のカリクレイン・キニン系の関与」
日本耳鼻咽喉科学会専門医
日本気管食道科学会専門医
日本摂食・嚥下リハビリテーション学会認定士

[現在の兼職]

東海大学医学部 客員教授
藤田医科大学医学部 客員教授

[学会・研究会等関係]

日本気管食道科学会 評議員
日本嚥下医学会 評議員
横浜嚥下障害症例検討会 世話人代表
日本耳鼻咽喉科学会 神奈川県地方部会理事 兼 嚥下委員会委員長
東日本音声外科研究会 世話人
2013 年　第 114 回日本耳鼻咽喉科学会 パネリスト
2013 年　第 19 回日本摂食・嚥下リハビリテーション学会 ポストコングレスセミナー 講師
2014 年　第 37 回日本嚥下医学会 シンポジスト
2014 年　第 12 回日耳鼻嚥下障害講習会 講師
2015 年　第 29 回日本耳鼻咽喉科学会専門医講習会 講師
2015 年　第 60 回日本音声言語医学会 シンポジスト
2016 年　第 28 回日本喉頭科学会 臨床セミナー 講師
2016 年　第 61 回日本音声言語医学会 ポストコングレスセミナー 講師
2016 年　第 68 回日本気管食道科学会 シンポジスト
2017 年　第 69 回日本音声言語医学会 教育セミナー 講師
2017 年　第 27 回日本呼吸ケア・リハビリテーション学会 シンポジスト
2018 年　第 41 回日本嚥下医学会 シンポジスト
2018 年　第 119 回日本耳鼻咽喉科学会総会 教育セミナー 講師
2019 年　第 64 回日本音声言語医学会 パネリスト

[受賞等]

2006 年　14th Clinical Video Forum Best Video A World 受賞
2006 年　第 26 回横浜市社会福祉大会 救急医療事業功労賞受賞

高齢者の嚥下障害診療メソッド      ©

| 発　行 | 2014 年 5 月 15 日　1 版 1 刷 |
| --- | --- |
| | 2014 年 11 月 1 日　1 版 2 刷 |
| | 2017 年 1 月 5 日　2 版 1 刷 |
| | 2019 年 7 月 10 日　2 版 2 刷 |

| 著　者 | 西山耕一郎 |
| --- | --- |

| 発行者 | 株式会社 | 中外医学社 |
| --- | --- | --- |
| | 代表取締役 | 青木　滋 |
| | 〒162-0805　東京都新宿区矢来町 62 | |
| | 電　話　　(03) 3268-2701（代） | |
| | 振替口座　　00190-1-98814 番 | |

印刷・製本/横山印刷㈱             〈KS・KN〉
ISBN978-4-498-06267-2            Printed in Japan

JCOPY   ＜(社)出版者著作権管理機構 委託出版物＞

本書の無断複製は著作権法上での例外を除き禁じられています．
複製される場合は，そのつど事前に，(社)出版者著作権管理機構
（電話 03-5244-5088, FAX 03-5244-5089, e-mail: info@jcopy.
or.jp）の許諾を得てください．